DE

L'ABLATION DU CALCANÉUM

EN GÉNÉRAL ET SPÉCIALEMENT

DE L'ABLATION

SOUS-PÉRIOSTÉE DE CET OS

PAR

Eugène VINCENT,

Docteur en médecine de la Faculté de Paris,
Ex-interne des hôpitaux de Lyon,
Membre-adjoint de la Société des sciences médicales de la même ville, etc..

PARIS
GEORGES MASSON, ÉDITEUR
Libraire de l'Académie de médecine
PLACE DE L'ÉCOLE-DE-MÉDECINE

1876

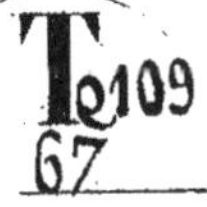

DE

L'ABLATION DU CALCANÉUM

EN GÉNÉRAL ET SPÉCIALEMENT

DE L'ABLATION SOUS-PÉRIOSTÉE DE CET OS

OUVRAGES DU MÊME AUTEUR

Des moyens d'extraction des corps étrangers solides du conduit auditif externe et particulièrement du procédé de l'épingle recourbée. (Extrait du *Bulletin de Thérapeutique médicale et chirurgicale*, numéro du 30 sept. Paris, 1873.)

Compendium de physiologie hnmaine, par Julius Budge, professeur d'anatomie et de physiologie, directeur de l'Institut anatomique et physiologique à l'Université de Greifswald.—Traduit de l'allemand et annoté avec l'autorisation de l'auteur, 1 vol. de 575 p. avec 53 fig. dans le texte. G. Masson, Paris, 1874.

Pustule maligne de la face, observation recueillie dans le service de M. A. Gayet (*Lyon Médical*, t. XVII, p. 23, 1874).

Note sur les fistules musculaires idiopathiques. (Extrait du *Lyon Médical*, t. XVII, p. 270, 1874.)

DE

L'ABLATION DU CALCANÉUM

EN GÉNÉRAL ET SPÉCIALEMENT

DE L'ABLATION

SOUS-PÉRIOSTÉE DE CET OS

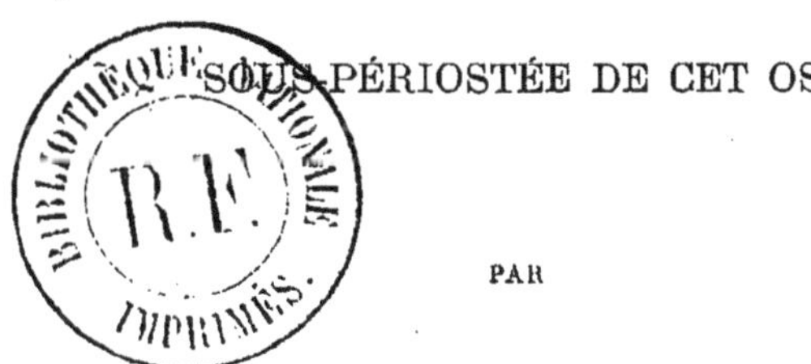

PAR

Eugène VINCENT,
Docteur en médecine de la Faculté de Paris,
Ex-interne des hôpitaux de Lyon,
Membre-adjoint de la Société des sciences médicales de la même ville, etc.

PARIS
GEORGES MASSON, ÉDITEUR
Libraire de l'Académie de médecine
PLACE DE L'ÉCOLE-DE-MÉDECINE

1876

DE

L'ABLATION DU CALCANÉUM

EN GÉNÉRAL ET SPÉCIALEMENT

DE L'ABLATION SOUS-PÉRIOSTÉE DE CET OS

INTRODUCTION

Nous avions choisi, pour sujet de notre thèse inaugurale, l'étude des résections des os du pied, y compris ceux qui concourent à former l'articulation tibio-tarsienne. Nos recherches dans la littérature française et étrangère nous ont vite démontré, par la masse des matériaux qu'elles nous ont permis de recueillir, que ce projet nous conduirait bien au delà des limites normales d'une thèse. Circonscrivant notre travail dans un horizon moins étendu, nous nous sommes appliqué seulement à l'étude des résections de l'os du tarse le plus important par son volume, ses rapports, ses fonctions dans l'architectonique du pied, à l'étude des résections du calcanéum. Ici encore, nous n'avons pas tardé à nous convaincre que ce terrain était trop vaste, et qu'il fallait nous restreindre encore.

Parmi les nombreuses résections du calcanéum, nous nous sommes donc attaché particulièrement à l'examen de celles qui ont été pratiquées par la méthode sous-périostée, parce que cette méthode nous paraît la plus rationnelle, qu'elle nous semble avoir donné, jusqu'ici, les meilleurs résultats, tant au point de vue de la forme qu'au point de vue des fonctions, et que son emploi, méthodique, réglé d'après les préceptes de l'auteur du *Traité expérimental et clinique de la régénération des os* (1), est destiné à faire tomber les préventions que cette opération a rencontrées jusqu'à présent, en donnant, dans l'avenir, des résultats aussi beaux que ceux qu'a obtenus notre cher maître, M. Ollier, qui nous a inspiré ce travail.

Nous diviserons notre dissertation de la façon suivante :

CHAPITRE I. *Considérations physiologiques et cliniques* :

A. Sur la régénération des os en général (expérimentation);

B. Sur la régénération des os courts et notamment du calcanéum (expérimentation);

C. Sur la reproduction du calcanéum, après l'extirpation de cet os chez l'homme (clinique).

CHAPITRE II. *Historique* :

A. Historique général (et sommaire) des résections totales du calcanéum;

B. Historique spécial des résections sous-périostées du calcanéum.

CHAPITRE III. *Recueil des observations d'extirpation sous-périostée du calcanéum.*

(1) Par L. Ollier, chirurgien en chef de l'Hôtel-Dieu de Lyon, 2 vol. in-8. Paris, V. Masson, 1867. Grand prix de chirurgie en 1867.

Chapitre IV. *Manuel opératoire :*

A. Procédés autres que ceux de la méthode sous-périostée ;

B. Procédés de la méthode sous-périostée.

Chapitre V. *Pansement, soins à prendre pour favoriser la reproduction osseuse et la guérison.*

Chapitre VI. *Critique des résections du calcanéum :*

A. Appréciation générale des résections totales du calcanéum :

a). Analyse des succès,

b). Analyse des revers,

c). Objections et réfutation,

d). Parallèle avec les opérations qui pourraient être faites à la place de la résection ;

B. Appréciation spéciale des résections sous-périostées du calcanéum.

Chapitre VII. *Indications et contre-indications des résections totales du calcanéum.*

Chapitre VIII. *Conclusions.*

Nous prions M. Ollier de vouloir bien agréer ici l'hommage de notre vive gratitude pour la bienveillance avec laquelle il a mis à notre disposition ses conseils autorisés, sa riche bibliothèque, ses remarquables observations et les planches de son traité magistral de la régénération des os.

Nous tenons à remercier, spécialement aussi, notre excellent maître, M. Gayet, chirurgien-major titulaire de l'Hôtel-Dieu de Lyon, de l'intérêt qu'il nous a constamment montré pendant tout le cours de notre internat.

M. Létiévant, chirurgien en chef de l'Hôtel-Dieu de de Lyon, daignera agréer aussi l'hommage de notre souvenir reconnaissant pour les leçons de chirurgie que nous avons reçues de lui au début de nos études médicales.

CHAPITRE PREMIER.

Considérations physiologiques et cliniques.

« La médecine scientifique ne peut se constituer que par voie expérimentale », a dit Claude Bernard (1). Cette parole du génie physiologique, le plus considérable de notre siècle, ne saurait être contestée. Les médecins qui l'ont adoptée pour devise et qui, s'abandonnant au souffle puissant du Collége de France, ont suivi Claude Bernard dans la voie qu'il a ouverte par les immortels travaux qui sont connus de tous, ont, après lui, fait avancer réellement la science médicale en lui prêtant des bases plus certaines que celles des plus brillantes vues de l'esprit, des raisonnements *à priori* les mieux échafaudés, des intuitions même du génie, celles des faits. Tout le monde est d'accord aujourd'hui sur l'importance de la physiologie expérimentale pour l'avancement de la médecine; mais beaucoup oublient les faits acquis par elle, ou ne savent pas leur demander des inspirations ou des explications, soit au lit du malade, soit dans le silence du cabinet.

Ainsi, par exemple, les beaux travaux de M. Ollier

(1) Introduction à l'étude de la médecine expérimentale, p. 7.

sur la régénération des os ont démontré, d'une manière péremptoire, le processus ostéogénique normal et pathologique. Ses expériences ont toute la rigueur d'une démonstration mathématique. La voie est donc largement tracée. Si l'on poursuit la régénération des os, il fau donc le faire par la route qu'il indique. Le nombre est cependant grand encore de ceux qui n'en tiennent aucun compte et s'égarent loin des lumières de la physiologie expérimentale.

C'est pour cela que nous croyons utile de placer, au début de notre humble travail, un résumé succinct des faits acquis par la méthode expérimentale, au point de vue de la régénération des os en général et du calcanéum en particulier. Nous terminerons ce chapitre initial par l'étude clinique de la reproduction du calcanéum après l'extirpation de cet os chez l'homme.

Sachant dans quelles conditions un os se reproduit, dans quelles conditions se régénère le calcanéum chez les animaux, comment il s'est reformé chez l'homme, notre conduite sera toute fixée pour le cas où nous voudrons obtenir la reproduction d'un calcanéum dont l'état morbide commandera l'extirpation; et nous devons toujours faire tous les efforts possibles pour l'obtenir dans cette opération.

A. DE LA RÉGÉNÉRATION DES OS EN GÉNÉRAL (*expérimentation*).

Quels sont les faits acquis, au point de vue de l'importance relative des trois parties constituantes de l'os : périoste, moelle et substance osseuse proprement dite, dans la formation et la reproduction des os?

Commençons par le périoste. M. Ollier a constamment obtenu des productions osseuses par le périoste en déplaçant ou en transplantant cette membrane. Suivant une progression ascendante, il dissèque d'abord un lambeau de périoste et l'enroule autour des muscles de la région en ayant soin de laisser ce lambeau en continuité avec l'os par l'une de ses extrémités. *Ce lambeau s'ossifie.*

M. Ollier interrompt ensuite cette continuité avec l'os, au bout de quelques jours, pour isoler complètement le périoste de l'os et le priver de son influence; *il obtient encore du tissu osseux par le périoste.*

Enfin, pour acquérir la preuve décisive que le périoste n'emprunte pas à l'os ni aux parties environnantes ses propriétés ostéogéniques, il le transporte d'emblée dans des régions éloignées : sous la peau du dos, du front, dans la crête d'un coq, *et partout et toujours, le périoste produit de l'os.*

Pour savoir à quelle couche du périoste il faut rapporter cette activité spéciale, il racle la couche tomenteuse de cette membrane et transplante l'espèce de pulpe ainsi obtenue, comme il avait fait du périoste entier : la transplantation lui donne de petits grains osseux, tandis que la couche fibreuse du périoste transplantée ne produit rien. C'est donc à la couche profonde qu'il convient d'attribuer les propriétés ossifiantes si remarquables du périoste.

« Pour que cette démonstration conserve toute sa valeur pour la détermination du rôle du périoste dans l'ossification, il faut que les autres tissus fibreux analogues au périoste par leur structure ne soient pas susceptibles de s'ossifier par la transplantation.. » (Ollier, *Traité expérimental et clinique de la régénération des os*, t. I, p. 95, 1867.)

« Nous avons alors fait comparativement des transplantations de tendons, d'aponévroses, de capsules fibreuses, et dans aucun cas, la dure-mère exceptée, nous n'avons obtenu de l'os » (Ollier, loc. cit., t. I, p. 95.)

M. Ollier résume ensuite en ces termes les conséquences théoriques de ses recherches sur la valeur ostéogénique du périoste :

« De toutes les expériences que nous venons d'exposer, nous pouvons conclure que le périoste produit de l'os par lui-même, à la faveur du changement qui s'opère dans son propre tissu. Il ne tire pas son activité spéciale des vaisseaux qui le parcourent, puisque, malgré la destruction de ces vaisseaux, il peut encore s'ossifier après avoir contracté de nouvelles adhérences ; il ne l'emprunte pas aux diverses parties qui l'avoisinent et l'entourent, puisqu'il se transforme en tissu osseux dans toutes les régions où il peut être greffé, quels que soient les tissus avec lesquels il se trouve en contact. Il est donc actif par lui-même ; c'est en vertu de son autonomie qu'il se transforme en tissu osseux. » (Ollier, *Traité de la régénération des os*, t. I, p. 107).

Quant à la moelle centrale des os, l'expérience bien connue de Flourens démontre qu'elle se forme au fur et à mesure de la résorption du tissu osseux, qu'elle prend la place de ce tissu et qu'elle n'a pas pour fonction de faire l'os à l'état normal.

La transplantation de la moelle n'a fourni que des résultats négatifs à M. Ollier. Il en a cependant obtenu de positifs, d'une part, en isolant de la moelle dans un tube métallique introduit ras l'os dans le canal médullaire parallèlement à son axe ; et, d'autre part, en détruisant et enlevant complètement la moelle d'un canal médullaire. De ces expériences positives il conclut que la moelle du canal central des os longs peut s'ossifier, lorsque et seulement, lorsqu'elle est irritée. « Mais ici la moelle n'est pas dans ses conditions normales : elle a été irritée et par l'opération et par la présence d'un corps étranger. » (Ollier, l. c., t. I, p. 123.)

« Mais combien cette ossification de la moelle isolée diffère de celle du périoste ? Celle-ci est constante, facile à obtenir, dans quelque situation qu'on place le tissu qui doit la fournir ; celle-là, au contraire, présente de grandes difficultés, et ne s'obtient jamais par la transplantation. L'ossification du périoste est un fait normal, celle de la moelle est un fait accidentel (Ollier, ibidem). »

« La moelle isolée ne peut pas servir, comme le périoste, à la régénération des os. En contact avec le tissu osseux, elle s'ossifie, au contraire, très-fréquemment, à peu près constamment même, lorsque l'os est irrité à un certain degré. Dans la formation du cal, elle peut fournir une grande quantité de substance osseuse ; pour les fractures des os spongieux, elle joue le principal rôle dans la réparation (Ollier, ibidem). »

Pour ce qui regarde *la substance propre de l'os*, « elle peut devenir le point de départ de productions osseuses, au moyen des éléments mous (médullaires) contenus dans les canaux de Havers. Il se peut en outre, que ses éléments propres, c'est-à-dire les cellules osseuses, aient la propriété de proliférer sous l'influence de l'irritation et de donner lieu à des ossifications consécutives, non pas directement, mais à la faveur des modifications qui font disparaître la substance calcaire. » (Ollier, loc. cit., t. I, p. 156).

C'est beaucoup que d'avoir déterminé le rôle de chaque élément de l'os dans l'ossification ; mais il fallait aller plus loin encore, il fallait étudier *le problème complexe de la régénération des os*. C'est ce qu'a fait M. Ollier. Expérimentant, dans cet ordre d'idées, le rôle du périoste, des parties molles qui entourent l'os, de la moelle et de la substance osseuse proprement dite, il a donné une sanction irréfragable à la conclusion de ses premières expériences, en démontrant encore d'une façon plus évidente, s'il est possible, l'action prépondérante du périoste dans la reproduction des os.

Périoste. Pour déterminer la source de la régénération osseuse, on peut suivre deux méthodes principales. La première, celle de Troja, consiste à enlever indirectement ou secondairement un os artificiellement nécrosé (en détruisant la moelle et en bourrant le canal médullaire de corps étrangers). Par cette méthode on fait nécroser l'os ancien et on trouve sous le périoste un os de nouvelle formation. Le défaut de cette méthode, c'est de ne pas provoquer toujours la mortification des couches superficielles de l'os ancien, et de ne pas donner ainsi une preuve complète.

La deuxième méthode consiste dans l'ablation directe ou immédiate d'un os sain, avec conservation du périoste; en d'autres termes, elle se propose la régénération des os, à la suite des résections et ablations sous-périostées. « Cette méthode est beaucoup plus rigoureuse que la première, le périoste étant isolé de l'os; il ne peut y avoir de causes d'erreur, lorsqu'on a enlevé la totalité de l'organe. Tout l'os ayant été extrait, il ne restera que le périoste, et c'est dans l'intérieur de sa gaîne que l'ossification nouvelle se produira. » (Ollier, ibid, t. I, p. 242).

C'est cette méthode que M. Ollier a suivie pour arriver à la solution du problème qu'il s'était proposé de résoudre : Quel est l'élément qui contribue le plus à la régénération des os?

Dans une *première série* d'expériences, il enlève en entier l'os, diaphyse et épiphyses, en conservant intégralement la *gaîne périostique*, *qui reste seule*, de telle sorte qu'on ne puisse faire intervenir les surfaces osseuses de section pour expliquer la régénération, si elle a lieu. Qu'arrive-t-il? *La portion d'os enlevée se reproduit sur toute sa longueur*, et, « au bout d'un certain temps, au niveau des diaphyses surtout, elle avait, à peu de chose près, la forme et les proportions de l'os ancien. » (Ollier l. c., t. I, p. 245).

Dans une *deuxième série* d'expériences, l'os est enlevé avec la plus grande partie de sa membrane enveloppante; quelques parcelles de périoste sont laissées à dessein en des points déterminés. On pouvait le prévoir, on n'obtient que des noyaux et des languettes osseuses qui correspondent exactement aux portions de périoste qu'on avait laissées.

Dans une *troisième série*, il enlève la totalité du périoste avec la plus grande attention, et en ayant soin de n'enlever que le périoste, et de conserver intacte l'enveloppe cellulo-musculaire qui l'entoure immédiatement. De plus, il détache de l'os, aussi près que possible de leurs insertions, les tendons et les ligaments qui s'y attachent.

Le résultat de ces expériences fut l'obtention d'un

cordon exclusivement fibreux, « et dans certains cas seulement, » on obtint « quelques grains osseux ou ostéoïdes, » « correspondant en général aux extrémités de l'os, là où nous avions, dit M. Ollier, par une dissection attentive, séparé du tissu osseux les tendons et les ligaments qui s'y insèrent, là où il n'y a pas de périoste distinct. » (Ollier, l. c. t. I, p. 245.)

Dans la quatrième série, M. Ollier dissèque largement autour du périoste, enlève même une couche plus ou moins épaisse des tendons et des fibres musculaires qui y adhèrent. Dans ces expériences, il n'a jamais observé de reproduction osseuse, ni au radius, ni sur les métatarsiens, « si ce n'est le renflement ou la terminaison en pointe des bouts de l'os réséqué. » (Ollier, t. I, p. 245).

Voici, du reste, les titres de quelques-unes de ses expériences que nous regrettons de ne pouvoir transcrire *in-extenso*.

Exp. XXVII.

Ablation sous-périostée complète du radius chez un jeune lapin. Reproduction d'un os plus long que l'os enlevé et en représentant la forme, surtout par son extrémité inférieure. (Loc. cit., p. 246, t. I.)

Exp. XXVIII.

Ablation de la totalité du radius sans conservation du périoste. Absence de reproduction. (Loc. cit., p. 248, t. I.)

Exp. XXIX.

Ablation complète du radius avec ou sans conservation du périoste. Reproduction dans un cas. Absence totale dans l'autre. (Loc. cit., p. 249, t. I.)

Exp. XXX.

Résections comparatives du cubitus sur le pigeon. Ablation du périoste à gauche, conservation à droite. Reproduction exubérante du côté où le périoste a été conservé. Absence complète de régénération de l'autre côté. (Loc. cit., p. 250, t. I.)

Exp. XXXI.

Résection sous-périostée de la moitié inférieure du radius chez un jeune lapin. Reproduction d'une portion osseuse beaucoup plus grosse que la partie enlevée, et remplaçant, comme forme et comme fonctions, l'extrémité inférieure du radius normal; peu de déviations dans le membre opéré.

Exp. XXXII.

Ablation sus-périostée, c'est-à-dire avec ablation du périoste, de la moitié inférieure du radius. Absence de reproduction, flexion à angle droit de la patte sur le bord radial de l'avant-bras. (Loc. cit., p. 254, t. I.)

Quant au *rôle des parties molles*, dans la reproduction des os, rôle sur lequel a tant insisté Charmeil, qui les croyait capables de régénérer seules les os, sans le concours du périoste, les expériences que nous venons de citer laissent voir qu'il est extrêmement limité, si toutefois il existe. Cependant, il faut reconnaître que « tous les tissus de la substance conjonctive peuvent s'ossifier sous certaines influences irritatives ou pathologiques, qu'il n'est malheureusement pas en notre pouvoir de maîtriser ni de régler. Nous avons constaté en outre, poursuit M. Ollier, que la cause la plus tangible de ces ossifications était le contact de l'os ou du périoste irrité. Cette ossification des parties molles extérieures est un *accident des résections*, mais ne constitue pas une ressource normale sur laquelle on puisse compter. » (Ollier, *loc. cit.*, t. 1, p. 254).

La régénération *par la moelle* est un fait incontestable. Si l'on mortifie des os longs en enlevant le périoste, comme l'a fait Troja, on obtient, à l'intérieur du cylindre nécrosé, un nouvel os, dû en partie à la moelle.

On nous permettra de relater ici le fait de Sander.

Sander (Archiv für klinische Chirurgie von Langenbeck Bd XI, p. 216) décrit une résection sous-périostée du poignet dans laquelle la guérison se fit rapidement, mais à la suite de laquelle la récidive de la carie l'obligea de pratiquer l'amputation de l'avant-bras. A l'autopsie du membre amputé, il trouva : « les cavités médullaires du cubitus et du radius rétrécies en forme d'entonnoir et complètement fermées par une couche osseuse sclérosée d'un demi à trois quarts de centimètre d'épaisseur. » Cette couche osseuse ne provenait pas du périoste, mais bien de la moelle.

On sait que Ranvier rapporte absolument à la moelle les propriétés ostéogéniques du périoste. «Lorsqu'on racle, dit-il, une portion seulement de la face interne d'un lambeau périostique transplanté, il arrive que la partie seule, dont on a réservé la couche profonde, donne lieu à une formation osseuse, l'autre reste fibreuse. Ce n'est donc pas le périoste qui forme l'os, ce n'est pas lui non plus qui produit la couche qu'on a enlevée, laquelle jouit de la propriété d'ossification; car, s'il en était ainsi, cette portion, dont on a raclé la face interne, pourrait reproduire cette couche, aussi bien que celle-ci reproduit le tissu osseux. Le microscope montre dans cette couche, improprement appelée *blastème* sous-périostique, pendant le développement de l'os, des cellules rondes contenant un noyau volumineux, comme celles de la moelle jeune. Quand l'os a achevé son évolution, on observe des éléments provenant des cellules précédentes : myéloplaxes, cellules fibro-plastiques, et souvent cellules adipeuses. On voit donc que ce qui a été appelé blastème sous-périostique, est simplement une couche continue formée par les éléments de la moelle. La manière dont cette couche se prolonge dans les espaces médullaires qui représentent chez le fœtus les canaux de Havers, et se poursuit dans le canal central, vient encore à l'appui de cette opinion. Le tissu médullaire forme donc pour le même os un tout continu; en un mot, le tissu osseux est pour ainsi dire baigné dans la moelle. » (In Dict. Dechambre, art. *Résection*, p. 440.)

Il ne nous appartient pas de trancher la question de savoir si la couche ostéogène fait partie du périoste ou doit en être distraite. Expérimentalement, nous savons que le périoste, tel qu'on l'enlève, forme de l'os, s'il est transplanté ; expérimentalement aussi, nous savons que la moelle ne prolifère de l'os que sous l'influence d'une irritation. Nous pouvons donc conclure, avec M. Ollier, que, bien que la moelle « ait une aptitude toute spéciale à se transformer en tissu osseux, elle n'a pas, au point de vue de la régénération des os, une importance comparable à celle du périoste. » (Ollier, l. c., t. 1, p. 257.)

Quant à la *substance osseuse propre*, elle n'est active que par la moelle qu'elle contient et le périoste qui l'enveloppe.

Après cette longue et consciencieuse étude de toutes les faces du problème de la reproduction osseuse, M. Ollier a bien le droit de formuler les conclusions suivantes :

« Les expériences que nous venons d'exposer nous paraissent mettre suffisamment en lumière l'action du périoste, et sa prépondérance dans l'acte de la régénération des os.

« Le périoste seul donne lieu à de véritables régénérations. Isolé de tous les autres tissus de l'os, il peut, à lui seul, dans certaines conditions que nous déterminerons bientôt, reproduire un os entier ou une portion considérable représentant la forme et remplissant les fonctions de l'organe enlevé.

« C'est cette proposition fondamentale qu'il fallait avant tout faire ressortir. Les faits que nous avons exposés précédemment, relativement à la pluralité des sources d'ossification, ne viennent nullement la contredire. Sans doute la moelle, les parties molles extérieures, la substance osseuse elle-même, peuvent être le siége et le point de départ d'ossifications nouvelles, nos expériences sur l'irritation des éléments normaux de l'os et sur la formation du cal nous l'ont surabondamment prouvé. Mais pour que ces diverses parties produisent des ossifications, il faut des conditions de lieu qui ne se retrouvent plus après la destruction de la totalité ou de la plus grande partie de l'os. Elles s'ossifient au voisinage du périoste et lui viennent en aide, mais ne peuvent pas le remplacer.» (L. Ollier, loc. cit. t. 1, p. 260.)

Voilà les faits acquis par l'expérimentation scientifique, au point de vue de la régénération des os en général ; voilà les faits que l'on doit toujours avoir présents à l'esprit. Ils sont assez nombreux et assez démonstratifs pour imposer au chirurgien, nous dirions presque, le devoir de suivre la méthode sous-périostée, lorsqu'il s'est décidé à faire une résection. (Voy. aussi *Spillman*, art. *Résection* du Dictionnaire encyclopédique de Dechambre, p. 447.)

Etudions maintenant la régénération du calcanéum.

B. DE LA RÉGÉNÉRATION DES OS COURTS, ET NOTAMMENT DE CELLE DU CALCANÉUM (EXPÉRIMENTATION).

Nous dirons seulement, à propos des os courts, que, depuis Vigaroux, leur reproduction était considérée comme impossible. Heine, qui a fait de nombreuses résections de vertèbres, n'a réussi que deux fois. Passons immédiatement au calcanéum.

Nous lisons, dans le Traité de M. Ollier, que Heine ayant enlevé sur son chien le calcanéum en entier, constata la régénération de cet os.

M. Ollier a expérimenté sur le calcanéum des lapins, et a obtenu une reproduction exubérante après l'ablation sous-périostée des 2/3 ou des 3/4 de l'os.

Voici le texte même de son expérience (Voyez les figures qui l'accompagnent, dans notre planche I) :

Exp. XLIV. — *Résection sous-périostée des deux tiers postérieurs du calcanéum; reproduction exubérante; pseudarthrose au milieu de la portion reproduite.*

Le 13 décembre 1862, sur un lapin de 3 à 4 mois, nous enlevâmes un peu plus des deux tiers postérieurs du calcanéum, en conservant le périoste et en le laissant se continuer avec le tendon d'Achille ; de sorte que ce tendon se prolongeait au moyen de ce périoste jusque sur la portion d'os restante. La plaie, quoique réunie par des points de suture, suppura pendant plusieurs semaines. On observa même pendant six mois, à ce niveau, une surface saignante et ulcérée. A la fin, l'animal se servait de sa patte pour sauter et pour courir.

Il fut sacrifié six mois et demi après l'opération. A la place de la partie enlevée, nous trouvâmes une production osseuse de nouvelle formation, beaucoup plus grosse que la partie saine correspondante du côté opposé. Cette portion reproduite est rugueuse renflée à sa partie moyenne, et se confond en avant avec l'extrémité antérieure du calcanéum que nous avions laissée en place. Par sa forme et ses dimensions, elle remplace parfaitement la partie enlevée. Le tendon d'Achille s'insère sur elle et présente au niveau de son insertion, de petits grains et un prolongement osseux s'enfonçant de 5 à 6 millimètres dans sa substance propre. La masse osseuse reproduite n'est pas homogène; elle est formée de deux gros noyaux, l'un antérieur, l'autre postérieur, qui ne sont pas encore complètement soudés. Ils sont unis par du tissu fibreux serré, qui permet cependant une certaine mobilité. Il y a comme une pseudarthrose entre ces deux masses osseuses qui ont procédé par noyaux primitivement indépendants. L'extrémité antérieure de l'os qui n'avait pas été touchée est un peu hypertrophiée et les articulations voisines présentent quelques signes d'arthrite. L'irritation occasionnée par l'opération et entretenue par la marche explique cette particularité. La figure représente cette reproduction. (V. pl. I.)

L'expérience ci-dessus n'a porté que sur un peu plus des 2/3 du calcanéum. M. Ollier a extirpé cet os en totalité, et deux fois ses animaux sont morts.

M. Ollier fait remarquer avec raison que, chez le lapin, le calcanéum est très-allongé, qu'il est creusé d'un canal médullaire, qu'il présente en somme les apparences et la texture des os longs, et que, par suite, il ne peut fournir des inductions applicables rigoureusement aux os courts, tels que le calcanéum de l'homme. Mais son expérience sur le cuboïde (Exp. XLV. Ablation sous-périostée du cuboïde sur un lapin. Reproduction) comble ce que l'expérience précédente peut laisser à désirer pour la démonstration de la reproduction sous-périostée des os courts, car le cuboïde du lapin a tous les caractères des os courts. Or, il s'est très-bien reproduit au moyen du périoste. Donc, nous pouvons en induire que le périoste reproduira aussi le calcanéum chez l'homme.

Dans le paragraphe A, nous avons montré que le périoste était la principale et plus importante source de la formation et de la régénération des os en général.

Dans le paragraphe B, nous venons de donner les expériences qui démontrent la même proposition pour le calcanéum en particulier.

Nous nous sommes donc pleinement justifié d'avoir avancé, dans notre introduction, que la méthode sous-périostée était la plus rationnelle des méthodes de résection.

C. REPRODUCTION DU CALCANÉUM APRÈS L'EXTIRPATION DE CET OS CHEZ L'HOMME (CLINIQUE).

S'il est vrai que la preuve matérielle fournie par l'autopsie est d'un ordre supérieur à la preuve tirée de l'examen du vivant, nous croyons qu'il convient de ranger sous deux chefs les faits cliniques de régénération du calcanéum, après la résection de cet os :

a). Régénération présumée plus ou moins légitimement pendant la vie du réséqué.

b). Régénération constatée à l'autopsie.

Nous aurons soin de rapporter le texte original autant que possible ; car on ne peut se faire une idée nette qu'en ayant sous les yeux les expressions mêmes des opérateurs.

a). *Régénération présumée plus ou moins légitimement pendant la vie du réséqué.*

1° — 16 octobre 1837. Robert (de Marbourg, de Coblentz, de Prague.) — (Observation 6 de son mémoire : *Observations de résections du pied*, In

Vierteljahrschrift für die praktische Heilkunde, XII, 1855, 3 Bd ou ou 27 Bd de toute la collection.)

Nécrose scrofuleuse du calcanéum gauche; excision totale du calcanéum, 16 octobre 1837; guérison avec régénération du calcanéum et fonctions du pied.

Marie Merle, 4 ans, petite-fille de la sage-femme de Vallendar. Le séquestre enlevé avait la forme d'un calcanéum auquel manqueraient les surfaces articulaires. Il était logé dans une cavité. La cavité formée par l'ablation du séquestre était du double plus grande que lui, elle était partout tapissée de masses fongueuses, qui ne permettaient pas de distinguer nettement la nature des parois. Elle offrait partout au doigt la résistance d'un corps dur, de telle sorte que « je pouvais, dit F. Robert, *présumer* qu'il s'était fait une *reproduction osseuse à la périphérie.* »

La cavité se combla à vue d'œil. Le *calcanéum régénéré ne présentait d'autre différence qu'un léger raccourcissement d'avant en arrière.* (Voy. notre obs. 2, chap. 2, p. 43.)

2° 22 mai 1848. Robert (idem.) — (Observation VII de son mémoire : voy. ci-dessus.)

Nécrose scrofuleuse des deux calcanéums et du cubitus gauche; extirpation des séquestres du calcanéum gauche (12 *août* 1848); *résection du calcanéum droit* (22 novembre 1848); *résection des deux tiers du cubitus; guérison complète.*

Heinrich Daniel Garthe, petit garçon de 2 ans et demi, de Frankenberg, *scrofuleux.*

M. Polaillon dit au sujet de cette observation : « La régénération osseuse » (pour le côté droit) « n'est pas mentionnée, mais elle est probable d'après les détails de l'observation. » (Voy. obs 7 de son *Mémoire sur la valeur de l'extirpation du calcanéum. In* Archives générales de médecine, sept. 1869, t. II, p. 257 et suiv.)

En fait de détails, nous trouvons dans le texte allemand du mémoire de F. Robert que nous avons traduit en entier, que le séquestre était renfermé dans une cavité à parois minces, remplie de grosses fongosités. Nous n'avons rien vu qui puisse conduire à l'opinion de Polaillon, excepté ceci : « L'enfant saute et court, sans qu'on y remarque rien d'anormal, le cou-de-pied du côté opéré est d'un demi-pouce plus fort. La cicatrice est enfoncée d'un quart de pouce dans le talon, de telle sorte que celui-ci paraît un peu tendu. Le tendon d'Achille s'insère au lambeau supérieur, etc... » (Voy. ch. 2, obs. 13, p. 48).

3° — Mai 1852. Robert (idem). — (Obs. 10 de son mémoire : Loc. cit.).

Carie nécrotique de la partie antérieure du calcanéum avec fragmentation ; extirpation des fragments ; guérison complète.

5 ans, fille de Johann Adam Wolf, de Mündt (grand-duché de Nassau), opérée au mois de mai 1852.

Ablation *avec les doigts* de six fragments, contenus dans une cavité limitée en avant par le cuboïde recouvert de granulations, en haut par la face inférieure de l'astragale, en arrière par la partie restante du calcanéum. La partie postérieure du calcanéum n'était plus qu'une coque mince, et l'on sentait çà et là sur les parois des rudiments de la lame compacte que « je crus pouvoir abandonner à l'élimination spontanée. »

22 juillet 1852. Le père quitta Coblenz avec son enfant. Il y avait encore une fistule et « il semblait qu'une reproduction du calcanéum avait eu lieu. » L'enfant pouvait marcher avec une attelle de bois. Au mois d'août de la même année, le père ramena au professeur F. Robert, son enfant complètement guérie. « *Il semble* que, dans ce cas, *une régénération osseuse* se soit opérée, car *le pied n'est pas raccourci* et la cavité de résection présente, après la guérison, une résistance dure. » (V. ch. 2, obs. 24, p. 52).

4° — Hilton, 1855. — *Cas de maladie du calcanéum ; résection sous-périostée de l'os malade ; reproduction.*

Jeune homme. « Le pied est très-solide et entièrement guéri ; mais il n'est pas aussi complètement développé que du côté gauche, quoique cependant le calcanéum droit semble aussi bon que le calcanéum gauche. Il est dur et solide; il n'est pas douloureux à la pression, et *l'os paraît s'être parfaitement reproduit.* »

Hilton attribue cette reproduction à la conservation du périoste et au respect des granulations qui entouraient les portions d'os nécrosées ou cariées. (V. *Cours de lectures, etc.; The Lancet*, t. II, 1862, p. 671 ; v. notre ch. 2, obs. 31, et ch. 3, obs. 2, p. 70.)

5° 1856, Hilton. — *Cas de maladie du cuboïde et du calcanéum ; os malad enlevé ; nouvel os formé ; guérison aidée par le repos mécanique.* (Résection sous-périostée.)

M. Polaillon compte cette observation parmi les cas de résections totales ou presque totales du calcanéum. Nous serions disposé à la rejeter, parce qu'elle se rapporte surtout au cuboïde. Cependant, comme cette résection a dû enlever toute la surface articulaire cuboïdienne du calcanéum, nous la maintiendrons ici à titre de preuve militant en faveur de la réalité de la reproduction des os courts dans l'espèce humaine. Mais nous ne pouvons la compter parmi les cas de régénération du calcanéum, comme le fait M. Polaillon. Dans le contexte anglais, il n'est question que du cuboïde.

« Le pied droit n'est pas aussi vigoureux que l'autre. Le côté externe du pied droit est plus court que la partie correspondante du pied gauche... L'espace qu'occupait le cuboïde est entièrement comblé ; il semble que les métatarsiens, le *nouveau cuboïde* et le calcanéum sont ankylosés et fondus ensemble ; mais il semble qu'il y a une faible différence dans la distance de la partie postérieure du calcanéum à la base du cinquième métatarsien... Autant que je puisse interpréter ce fait, le cuboïde s'est réellement reproduit. »

Hilton ajoute, en manière de conclusion, que les chirurgiens doivent prendre garde de ne pas léser sans nécessité les granulations ni les membranes périostiques dans les résections. (V. notre ch. 2, p. 54.)

6° 1859, Langenbeck. — *Rés. sous-périostée* ; fille de 9 ans.

Plus tard la malade fut envoyée à Kreuznach. A son retour, on trouva non-seulement une mobilité tout à fait normale du pied ; mais encore une *régénération complète* du calcanéum qui, ni pour la forme ni pour la solidité, ne différait en rien de celui de l'autre côté. (Mêmes sources que ci-dessous, V. notre ch. 2, obs. 40, et ch. 3, obs. 4.)

7° 1861, Langenbeck, fille de 11 ans, *carie*; *rés. sous-périostée.*

Dès la cinquième semaine, la plaie présentait, dans toute son étendue, une régénération osseuse, qui ne le céda, plus tard, en rien pour la solidité aux autres os, quoique des orifices fistuleux persistassent encore. La malade pouvait se servir sans difficulté de son pied qui n'était pas raccourci. (Hillencamp. Diss. inaug. *de resectione ossium tarsi subperiostali, Berolini.* 1862. Voy. Archives de Langenbeck, 1862, p. 495.) — (V. notre ch. 2, obs. 43, et ch. 3, obs. 5.)

8° 24 mai 1864, Heine, Claus et Langenbeck. — *S. P.* Soldat; *plaie par arme à feu.*

« La plaie se rétrécit à vue d'œil et bientôt on constate une *riche néoformation osseuse.* L'état général du blessé était excellent. Il fut envoyé à Altona avec une plaie presque entièrement cicatrisée; il avait déjà commencé à marcher; le pied avait conservé presque entièrement sa forme naturelle, la place qu'avait laissée vide l'extirpation du calcanéum était complètement comblée par une masse osseuse nouvelle à contours rappelant l'ancien os. » (V. Arch. de Langenbeck, 1866, et notre ch. 2, obs. 52, ch. 3, obs. 6.)

9° 2 août 1864, Lücke. — *S. P. Coup de feu dans le calcanéum; résection sous-périostée de cet os; guérison.*

« J'ai vu, dit Lücke, l'opéré en décembre, à Berlin. Une certaine quantité d'os s'était reproduite; le blessé s'était encore peu servi de son pied et, par suite, les muscles de la jambe étaient encore très-faibles. La position du pied était bonne, le talon était seulement un peu plat. » (Arch. für Kl. Chir. von Langenbeck, 7 Bd, 1 Heft, 1865, p. 129.) — (V. notre ch. 2, obs. 53, et ch. 3 obs. 7.)

10° 1er janvier 1865, Ollier. — *Résection des deux tiers postérieurs du calcanéum exécutée après diverses opérations (cautérisation, évidement) portant sur les os du tarse; reproduction d'un calcanéum plus court que le calcanéum normal, mais assez saillant pour le rétablissement complet des fonctions du pied.*

Anna Cat, 15 ans.

« Le pied opéré est plus court de 18 millimètres que le pied du côté sain; il est plat, mais il n'a pas d'excavation au niveau du talon. Il n'y a que peu de saillie du calcanéum en arrière, la face postérieure du nouveau talon se continue presque avec le plan général de la jambe... Le tendon d'Achille est implanté sur ce nouveau calcanéum. Le talon reconstitué sert parfaitement pour la marche. — En avril 1866, la saillie osseuse du talon est plus distincte, plus large. » (Ollier. Traité de la régénération des os, t. II, p. 277 et 511 ; V. notre ch. 2, obs. 55, et ch. 3, obs. 9.)

11° décembre 1866, Giraldès.— Jeune enfant. *R. sous-périostée.*

« Il marche bien ; il est incontestable que des productions nouvelles ont remplacé l'os qui a été enlevé en totalité, ainsi qu'on peut en juger par la pièce pathologique mise sous les yeux de la société. » (Bul. de la Soc. de Chirurgie, séance du 27 février 1867, t, VIII, 1868, p. 68; V. notre ch. 2, obs. 61, 55, et ch. 3, obs. 11.)

12° 1867, Lehmann de Polzin. — *S.-P.* H. de 40 ans. *Carie des os du arse*, suite d'une piqûre d'aiguille ; *extirpation sous-périostée combinée et totale du calcanéum, de l'astragale et du scaphoïde; guérison parfaite en 12 semaines avec régénération osseuse et récupération des fonctions du pied.*

« La nouvelle masse osseuse se consolida si rapidement que le pied, déjà au bout de trois semaines....., non-seulement avait conservé sa forme normale intacte, mais encore exécutait tous les mouvements. Huit semaines après l'opération, le pied réséqué avait non-seulement l'aspect d'un pied sain, mais encore l'opéré s'en servait comme d'un pied sain. »

..... « Tous les os réséqués sont reproduits par une néoformation osseuse de même forme et d'égale solidité. » Deutsche Klinik, 1870. (V. notre ch. 2, obs. 62, et ch. 3, obs. 12.)

1867, Annandale. — Garçon de 17 ans. *Carie, Extirpation sous-périostée.*

Quatre mois après, « il y avait une masse fibreuse, mais non encore osseuse, à la place du calcanéum. » (Polaillon, Arch. de méd., t. II, 1869, p. 257.) (Voy. notre ch. 3, obs. 13.)

M. Polaillon range ce cas parmi les régénérations osseuses.

N'ayant pu nous procurer le texte original de cette observation, nous ne sommes pas en mesure de contrôler l'interprétation de M. Polaillon, et nous l'acceptons de confiance, sans compter.

13° 1er juillet 1873, Ollier. — *S. P. Ostéo-périostite du calcanéum, traitée d'abord par des incisions multiples allant jusqu'à l'os ; invasion des articulations calcanéo-astragaliennes ; ablation sous-périostée du calcanéum ; cessation des accidents ; guérison rapide.*

Marius Bouvier, âgé de 15 ans et 4 mois.

La régénération du calcanéum est aussi satisfaisante que possible. Voir plus loin l'observation *in-extenso*. (Ch. 3, obs. 19 ; voir aussi ch. 2, obs. 75.)

14° 26 décembre 1874, Ollier. — *Sous-périostée.*

Joseph Minssieux, 10 ans, opéré le 24 décembre 1874. Le 3 février 1876, c'est-à-dire onze mois après l'opération, nous avons trouvé la régénération du calcanéum très-avancée ; il y a une très-grosse tubérosité osseuse qui donne insertion au tendon d'Achille. Il reste bien peu à faire pour que la reproduction soit complète. (Voir plus loin observation 78, ch. 2, et l'obs. 22, ch. 3.)

Remarquons que sur ces 14 cas de régénération du calcanéum, il y en a 11 dans lesquels la résection a été pratiquée plus ou moins régulièrement, d'après la méthode sous-périostée ; que les trois autres qui appartiennent à F. Robert, ont été forcément sous-périostées, puisque l'opérateur a soigneusement conservé la coque osseuse ou granuleuse qui contenait les séquestres nécrotiques dont il a fait l'extraction.

b). *Régénération constatée à l'autopsie.*

Parlant de la reproduction du calcanéum après les résections sous-périostées, Holmes a dit : « Ce fait n'a pas encore été démontré par la dissection d'un pied ayant subi cette opération. » (A system of surgery, 22e édit., 1871, art. de Tim-Holmes, vol. 5, p. 717 à 721.)

Cette sorte de défi jeté par le chirurgien anglais n'est pas encore relevé. Car nous n'avons pu réunir que 7 autopsies, et sur les 7, il n'y a que celles de Robert et de M. Ollier, où il se rencontre quelques rudiments de reproduction osseuse.

N° 1, Grennhow, 18 mai 1852. — H. 29 ans, scrofuleux ; *autopsie du pied.*

A l'autopsie du pied, on trouva que la carie avait envahi l'astragale, le cuboïde, le scaphoïde et les cunéiformes, que les parties molles étaient le siége d'une suppuration de mauvaise nature. V. notre ch. 2, obs. 21.)

N° 2, Robert, 1853. — F. de 34 ans. *Carie nécrosique du calcanéum et du cuboïde du pied gauche, après inflammation rhumatismale pendant la lactation; extirpation totale de ces deux os* (18 septembre 1851); *guérison sans régénération de l'os, capacité fonctionnelle du pied; récidive un an et demi après la guérison, pendant une nouvelle grossesse. Mort à la suite de phthisie pulmonaire* (environ deux ans après l'opération.) — Lamelle osseuse régénérée trouvée à l'autopsie et qui n'avait pas été diagnostiquée pendant la vie.

Autopsie du pied opéré. — « J'élargis tout d'abord, en avant et en dedans, la fistule externe et je disséquai couche par couche la face plantaire. En agrandissant la fistule, je me proposais d'avoir une vue d'ensemble des troubles des lésions intérieures ; mon but, en disséquant couche par couche, était de me rendre compte de l'état du tendon d'Achille, des ligaments plantaires divisés et des tendons privés de leur point d'appui, des nerfs et des muscles qui passent dans la gouttière calcanéo-astragalienne. L'agrandissement de la fistule permit d'apercevoir une caverne qui occupait toute la largeur du pied en avant de la face antérieure du tibia et renfermait la tête de l'astragale séparée de son corps. Cette tête était arrondie par usure et avait perdu son revêtement externe et par conséquent aussi son encroûtement cartilagineux. Les cellules de son tissu spongieux étaient complètement à découvert. Elle était infiltrée de pus fétide, et elle aurait pu être facilement extirpée en élargissant suffisamment la fistule. Chez un sujet parfaitement sain, cette cavité aurait très-bien pu guérir, puisque les os voisins étaient peu endommagés. Le scaphoïde, ainsi que la face de l'astragale, qui s'articule avec le tibia, montraient seulement des érosions, tandis que le tibia était indemne. L'articulation tibio-tarsienne présentait d'ailleurs une communication avec la caverne; je crois cependant que celle-ci ne s'était formée que pendant les dernières semaines de la vie, de même que deux trajets fistuleux qu'on voyait à la face plantaire sous l'aponévrose ; car alors seulement la plante du pied et l'articulation tibio-tarsienne étaient devenues douloureuses à la pression.

Relativement aux parties qui recouvraient le talon, je dois remarquer tout d'abord que la peau était amincie, que le coussinet graisseux sous-cutané était, au contraire, plus épais, mais plus friable que celui du côté sain; son épaisseur était de 9 lignes. Le tendon d'Achille avec sa gaîne était solidement fixé sur ce coussinet, il avait 6 lignes de large et 3 d'épaisseur. Son extrémité sectionnée pendant l'opération s'était élargie en forme d'éventail et se continuait directement avec les fibres de l'aponévrose plantaire, de telle sorte qu'on pouvait le considérer comme en étant une continuation directe. Sur son bord interne, on voyait une « lamelle osseuse de nouvelle formation qui était adhérente, » par du tissu cellulaire, « au côté interne de la face inférieure de l'astra- « gale et mesurait 13 lignes en longueur, 6 lignes en largeur en « avant, 8 en arrière. » Le nerf crural était très-épaissi et avait une ligne en diamètre. L'aponévrose profonde de la jambe, particulièrement le ligament lacinié, était très-dense. Les muscles qu'elle enveloppait étaient stéatosés et leurs tendons considérablement amincis, ceux des muscles jambier postérieur et péroniers moins que ceux des fléchisseurs dont l'épaisseur, dans quelques-uns, avait à peine le diamètre d'un fil. Le nerf tibial était considérablement tuméfié, immédiatement au-dessus de l'articulation tibio-tarsienne, mais, au niveau même de cette jointure, il était considérablement aminci. Il passait dans une gouttière de l'astragale. Les tendons filiformes des fléchisseurs communs reposaient immédiatement sur l'os et les tendons du jambier postérieur et des péroniers passaient dans une gouttière située derrière la malléole externe. La lumière des vaisseaux était très-étroite. Les dépressions latérales du pied avaient beaucoup augmenté ; les articulations des os de la racine du pied étaient indemnes ; la lacune résultant de l'extirpation du cuboïde était remplie de graisse. Tel était exactement l'état anatomique du pied. (V. deuxième obs. du Mém. de Robert in Vierteljahrschrift, 1855, et obs. 17 du ch. 2 de notre thèse.)

N° 3. *Nécropsie* faite par Linhart en 1856, *d'un pied opéré depuis quatre ans.* — H. de 25 ans.

Heyfelder commet une erreur en disant (p. 142 de son Traité des résections, traduit par Bœckel, 1863) : « M. Linhart a disséqué un pied dont il avait extirpé le calcanéum trois ans auparavant. » Car voici la traduction littérale du texe allemand :

« John-Michel Deckert, 25 ans, entra, le 7 novembre 1856, à la clinique chirurgicale. Il avait subi l'amputation de la jambe droite au lieu d'élection avec lambeau antérieur, et son calcanéum gauche avait été extirpé, le 1er mai 1853, par le professeur Textor le jeune. Le malade ayant réclamé avec instance en rentrant (il avait fait des séjours très-fréquents à l'hôpital), l'amputation de la jambe gauche, et l'examen local nous ayant fait reconnaître que l'astragale était atteint de carie, je procédai immédiatement à l'amputation de cette jambe. » (V. ch. 2, obs. 27, p. 53).

Le professeur Linhart disséqua ensuite très-minutieusement le membre amputé, et c'est cette nécropsie qui fait l'objet du long article qu'il a publié, en 1858, dans le *Vierteljahrschrift* (1. Bd., p. 44 à 57), et dont nous avons tiré le passage ci-dessus.

Nous ne donnerons qu'un résumé de ce travail qui nous fournit la mesure des résultats qu'on atteignait par les méthodes anciennes. C'est dans le même but que nous avons rapporté ci-dessus l'autopsie faite par Robert.

La plante du pied est aplatie. La saillie du talon a disparu ; la face postérieure du talon présente une cicatrice en ʎ. Le tissu cellulaire sous-cutané est très-dense. C'est dans ce tissu que viennent se perdre le tendon d'Achille et les origines des tendons des m. m. court fléchisseur des orteils, adducteur du gros et abducteur du petit orteil.

Sous les masses fibreuses qui entourent et affermissent toute la région, on trouve l'articulation tibio-tarsienne ouverte, les surfaces articulaires du tibia et de l'astragale cariées, et la cavité articulaire pleine de pus.

Sur le bord postérieur de la face articulaire supérieure de l'astragale s'élève une bordure d'ostéophytes verruqueuses et épineuses. La face articulaire inférieure de l'astragale était unie par du tissu cellulaire lâche à la callosité du talon, qui, en maints endroits, s'en laisse détacher avec une grande facilité. Le cartilage manquait entièrement sur cette face articulaire. A sa place il y avait de larges franges fibreuses, dans les interstices desquelles le tissu osseux carié était à nu. Les faces latérales avaient disparu vers le col de l'astragale et à la place il y avait des masses fibroïdes. La substance compacte de l'os paraissait raréfiée. La face postérieure du cuboïde s'était rapprochée du corps de l'astragale, sans être dénudée ni rugueuse. La partie correspondante de l'astragale était rugueuse et ramollie. Un prolongement de la masse fibreuse qui remplaçait le calcanéum s'étendait vers le cuboïde qui s'appuyait sur cette masse et sur le corps de l'astragale, et il fournissait par là même un point d'attache, quoique imparfait, au ligament plantaire calcanéo-cuboïdien. Les articulations entre les divers os du tarse étaient à peu près immobiles.

En regardant le squelette de ce pied, on est frappé de ce que la grande excavation qui existe à la plante du pied, à la réunion des deux gros os tarsiens, astragale et calcanéum, avec le scaphoïde et le cuboïde ait ici complètement disparu. Le pied présente en dehors et en haut une déviation analogue à celle du pied valgus. La courbe du bord interne a disparu comme celle de la face plantaire. La rotation dont nous parlons s'est effectuée sur l'articulation astragalo-scaphoïdienne seulement (laquelle articulation est privée de son ligament plantaire) ; la petite courbure des cinq petits os du tarse s'est maintenue. La tête de l'astragale a perdu en grande partie son contact avec le scaphoïde et regarde vers la plante du pied ; sa face articulaire n'est pas polie, mais rude et recouverte de courtes et fortes émanations fibreuses, entre lesquelles on aperçoit le cartilage éburné. Il est impossible de changer l'astragale de sa position telle que nous venons de l'indiquer.

Il est évident que la dislocation du scaphoïde est liée à la perte du ligament plantaire qui rayonne du calcanéum aux cinq petits os du tarse, au scaphoïde et au cuboïde.

Dans mon traité de médecine opératoire, ajoute Linhart, p. 371, j'ai dit : « L'extirpation totale du calcanéum est parmi toutes les extirpations des os du tarse, celle qui sauvegarde le moins les fonctions du pied, non point en privant le tendon d'Achille de son insertion, mais en privant le pied de ses principaux points d'appui, savoir la saillie du talon et les ligaments plantaires calcanéo-cuboïdien et calcanéo-scaphoïdien » (1).

(1) Sectionsbefund eines Fusses, VIER Jahre nach der Extirpation der Fersenbeine, nebst Bermerkungen, über diese operation, von Dr Linhartt professor der Chirurgischen Klinik in Würzburg — in Vierteljahrschrif für die praktische Heilkunde. XV, 1858, Bd., p. 44 à 56.

4° — Ollier, 29 juillet 1866. — *Carie du calcanéum; fistules multiples-Evidement; résultat nul; extirpation totale du calcanéum; R. sous-périostée.*

A. Vieux, 36 ans : « Le tissu nouveau qui remplit le vide laissé par l'ablation de l'os, peut difficilement être apprécié à travers la peau.

» On sent, en haut et en arrière, sur le point où s'implante le tendon d'Achille, une masse dure, ostéoïde, sur laquelle est mobile le segment inférieur du talon, c'est-à-dire la partie au-dessous de la cicatrice. Il est probable qu'il n'y a encore qu'une masse fibreuse avec noyaux osseux disséminés. » (Loc. cit., t. II, p. 279 et 511).

Telles étaient les conjectures de l'auteur un an avant la mort du sujet. Lorsque deux ans après environ, le malade succomba aux progrès de la tuberculose, on trouva à son autopsie une régénération osseuse réelle, mais très-incomplète, constituée par une masse composée de grains osseux juxtaposés et agglomérés. (Voir pour plus de détails l'obs. 60 du ch. 2, et surtout l'obs. 10 du ch. 3.)

Cette observation nous donne la mesure de la valeur des inductions faites pendant la vie au point de vue de la masse reproduite. Celles qu'avait émises M. Ollier ont été exactement justifiées par les révélations de l'autopsie.

5° — Ollier, 1867. — *S. P.* Ant. Jacquier, 38 ans; mort deux mois après l'opération.

« A l'autopsie, on constate dans la gaîne périostique une masse osseuse de près de deux centimètres de long qui avait été laissée au moment de l'opération; le périoste est épaissi tout autour et présente *des points durs, mais non ossifiés.*

« L'extrémité du tendon d'Achille est épaissie et contient un grand nombre de petits noyaux osseux et quelques-uns formés de substance compacte à la périphérie et de moelle au centre. Cette circonstance nous fait penser qu'ils étaient antérieurs à l'opération, le mauvais état général du sujet n'ayant pas été, d'ailleurs, depuis lors favorable au processus ossifique. Nous étions fondé à spérer un résultat favorable au point de vue de la régénération, si le malade eût vécu assez longtemps, car au moment de l'opération, le périoste était épaissi. Il n'y avait pas, en outre, d'affection diathésique.

Les gaînes tendineuses qui se trouvent à la face interne du calcanéum étaient intactes. Celles des péroniers étaient envahies par la suppuration. (Ollier, Traité de la régénération des os, p. 281, t. 2, 1867.) (V. notre obs. 66 du ch. 2, et obs. 14 du ch. 3.)

6° — Kappeler, déc. 1870. — *S. P.* Carl, 10 ans, entré le 3 décembre 1870, pour affection datant du mois d'août, par conséquent de quatre mois avant l'entrée. — *Ostéite du calcanéum ; résection du calcanéum* le 4 décembre 1870. Sorti le 17 janvier 1871, la plaie étant fermée. Rentré en septembre 1871, pour *lésion rénale.* Mort chez lui, le 16 décembre 1871, d'une *pyélonéphrite.*

Autopsie du membre. — « L'astragale avait subi une rotation sur son axe, de telle sorte que la partie postérieure était en bas, et sa partie antérieure en haut, d'où il résultait qu'entre l'astragale et le scaphoïde, il s'était formé une fente dont la plus grande largeur se trouvait juste au niveau des parties les plus supérieures des os et mesurait un centimètre un tiers. Cette excavation était remplie de tissu cellulaire dense. La face inférieure de l'astragale ne formait donc plus, comme à l'état normal, un angle aigu fermé en avant avec la plante du pied, mais un angle aigu fermé en arrière. L'extrémité articulaire du tibia avait glissé en arrière sur la face articulaire de l'astragale, et était fixée dans cette position par les brides fibreuses qui unissaient ces deux surfaces articulaires. La face articulaire supérieure de l'astragale était déprimée, aplatie. A leur partie antérieure, les faces articulaires du tibia et de l'astragale étaient éloignées l'une de l'autre de deux pouces. » (Dr O. Kappeler. Chirurgische Beobachtungen an dem Thurgauischen Kantonspital Münsterlingen; Während der Iahre, 1865-1870, 1874, p. 303 et 305.) (V. ch. 2, p. 63, ch. 3, p. 99.)

7° — Ollier et Gayet. — *S. P.* Veillaton Louis, 30 ans. *Carie du calcanéum droit.* 4 décembre 1874, *ablation d'un séquestre intra-calcanéen,* par M. Ollier. 22 février 1871, *extirpation sous-périostée de la partie restante du calcanéum,* par M. Gayet. 18 septembre 1875, *amputation de la jambe droite au tiers inférieur, environ sept mois après la resection*, par le même chirurgien.

Voici la note nécropsique prise par M. Gayet sur le pied amputé :

« Le pied est dans un équinisme prononcé. Au lieu et place du calcanéum enlevé, cavité profonde pourvue d'un revêtement cicatriciel sur toutes ses parois, excepté tout au fond, où des bourgeons charnus existent encore. Elle est assez grande pour loger une petite noix.

Les bords cicatrisés sont retournés sur eux-mêmes et laissent ainsi à la fente toutes les dimensions de l'incision première.

Sur une coupe du tibia et du péroné parallèle à leur direction, on trouve, à la place du calcanéum, une masse fibreuse de 15 millimètres de hauteur. Cette large bandelette se continue directement avec le tendon d'Achille, qui a contracté des adhérences en arrière avec la peau. Au-dessous de la masse fibreuse signalée, une couche de graisse de 15 à 20 millimètres d'épaisseur forme la saillie du talon. Rien à signaler du côté des diverses articulations du pied.

Le tibia et surtout les os courts du pied sont graisseux et friables, raréfiés. Dans l'articulation tabio-tarsienne et dans les articulations du tarse, bandelettes fibreuses unissant les surfaces articulaires. » (V. ch. 2, obs. 79, ch. 3, obs. 23.)

Ces observations se passent de commentaire ; on ne saurait en inférer une objection sérieuse contre la réalité de la régénération du calcanéum. Elles appartiennent toutes, excepté une (celle de Kappeler), à des sujets âgés: 34 ans, 36 ans, 38 ans, 30 ans, et dont l'état général était très-mauvais : tuberculose pulmonaire, lésions rénales (l'opéré de Kappeler). Malgré ces mauvaises conditions, nous voyons cependant que dans les résections sous-périostées, l'autopsie a révélé deux fois sur quatre un commencement de reproduction osseuse.

CHAPITRE II.

A. HISTORIQUE GÉNÉRAL (ET SOMMAIRE) DES EXTIRPATIONS TOTALES DU CALCANÉUM.

a). *Historique général.*

« Il serait possible de multiplier ces faits, et d'ici à peu de temps un travail d'ensemble sera nécessaire..... »

« Ce qui manque surtout dans tous ces faits, ce sont des renseignements précis sur la physiologie nouvelle du pied mutilé et sur la forme de l'organe. » (Verneuil, *Gaz. hebd.*, 1857, p. 864.)

Nous nous proposons, dans ce chapitre II, de tracer à grands traits ce tableau d'ensemble dont M. le professeur Verneuil pressentait la nécessité avec tant de raison, comme le prouvent les discussions que chaque résection du calcanéum soulève dans les sociétés savantes. Des voix très-autorisées blâment cette opération qui est recommandée par des suffrages non moins imposants. Où se trouve la vérité? Elle doit se trouver dans les faits et c'est là qu'il faut la chercher, plutôt que dans ces sortes de sympathies ou d'antipathies pour telle ou telle opération, auxquelles on s'abandonne trop souvent dans l'appréciation des idées nouvelles. Nous rassemblerons donc les faits et nous les mettrons sous les yeux du lecteur, en nous attachant surtout à exposer le plus complètement possible les résultats obtenus, sous le rapport de la forme comme du fonctionnement du membre opéré. On ne tardera pas à se convaincre, en les parcourant, de l'insuffisance de « renseignements précis sur la physiologie nouvelle du pied mutilé et sur la forme de l'organe », mais aussi à reconnaître que, si ce reproche s'applique en toute justice aux observations anciennes, il ne peut être infligé aux observations récentes que nous avons réunies dans notre ch. III, du moins au plus grand nombre.

Et tout d'abord, quelles sont les résections que nous avons enregistrées? Tout le monde est d'accord sur les résections partielles du calcanéum. La discordance n'existe que pour l'extirpation totale de cet os. Nous ne nous occuperons donc que des résections totales du calcanéum. Autre point à élucider avant d'entrer en matière : Qu'entendons-nous par résection totale du calcanéum? Nous croyons, avec M. Ollier, qu'il faut comprendre sous ce chef, non-seulement les extirpations réellement totales de l'os, mais encore celles qui n'emportent que les 2/3 ou les 3/4 du calcanéum. Car, au point de vue de la mutilation, comme au point de vue de la réparation, le cas est presque le même. Il n'en est pas ainsi, lorsque la grande ou la petite apophyse du calcanéum sont seules enlevées, sans que les articulations calcanéo-astragaliennes soient intéressées. Aussi rejetterons-nous de notre cadre toutes les résections qui consisteront en la simple ablation, soit de l'apophyse antérieure, soit de l'apophyse postérieure. Nous croyons que cette base anatomique est indispensable à une bonne classification. Nous ne l'avons pas trouvée dans les auteurs que nous avons consultés.

Nous ne nous perdrons pas dans la nuit des temps à la poursuite du berceau de la question, car nous remonterions, comme l'a dit un esprit facétieux, au berceau du genre humain. La femme n'est-elle pas le résultat, *très-heureux* du reste, de la première résection de côtes qui ait été faite? C'est qu'en effet les résections partielles ont été pratiquées de tout temps. On trouvera le recueil des principales dans le *Traité des résections* de O. Heyfelder, et dans les *Eléments de médecine opératoire* de Velpeau.

A qui revient la priorité de la résection totale du calcanéum?

Nous la refusons à l'Angleterre qui l'a revendiquée, au bénéfice de Hancock et de Greenhow père, parce que Monteggia (1814), Robert (1837), Roux (1839), Robert (1844), Mayer (1845 et 1846) ont fait cette opération avant les Anglais. Nous n'accordons pas à l'Allemagne le premier rang qu'elle réclame pour F. Robert (voy. Traité des résections de Heyfelder, p. 149 de la traduct. de Bœckel), parce que le chirurgien de Marbourg n'a fait sa première résection totale que 23 ans après Monteggia. M. Rigaud de Nancy n'a aucun droit au privilége qu'il s'arroge d'être le premier à avoir pratiqué cette opération (v. Bull. de la Soc. de chirur. de Paris, p. 642, 1875). Sa première exarticulation complète n'est que de 1844-45.

D'accord avec M. Polaillon, qu'il faudra toujours citer à propos du calcanéum, nous adoptons les conclusions de Vaquez : « L'acte de naissance de l'extirpation du calcanéum est donc inscrit à Milan et non à Londres. Monteggia (1814) avoue franchement que Larrey a vu se détacher le calcanéum à la suite de blessures. En faisant connaître la guérison, il a peut-être engagé Monteggia à imiter ce qu'une arme aveugle a fait » (Vaquez, *Quelques mots sur l'extirpation du calcanéum* (opération de Monteggia; thèse 1859).

Il en a donc été de cette opération, « *si parva licet componere magnis* », comme de la plupart des grandes découvertes modernes : un Français a semé l'idée, un étranger l'a recueillie et fécondée. Notre amour-propre national est heureux d'inscrire notre grand chirurgien militaire Larrey, comme inspirateur de l'opération dont nous nous occupons.

Nous commettrions une grande injustice scientifique en ne citant pas au premier rang, parmi les chirurgiens qui se sont occupés de la question, Ferd. Robert (dit de Marbourg, de Coblentz, de Prague). Il est, du reste, le premier en date après Monteggia, et bien certainement le premier par l'importance des travaux et l'influence dans la vulgarisation de l'opération. Le mémoire considérable qu'il a publié en 1855 dans le *Vierteljahrschrift* est remarquable à tous les points de vue. Il y relate 10 observations de résections du calcanéum qu'il a faites de 1837 à 1854, et sur lesquelles 7 sont totales et 3 sont partielles.

Ces observations sont très-complètes et indiquent un esprit chirurgical vraiment supérieur. Nous en insérerions avec plaisir la traduction, si notre cadre nous le permettait. C'est bien à notre avis, le meilleur travail personnel, qui ait été publié, jusqu'à présent.

L'autre travail original moins important est celui de Rigaud (de Strasbourg, de Nancy). Le mémoire très-imparfait qu'il a présenté en 1875 à la Société de chirurgie, nous apprend que M. Rigaud est le premier à avoir pratiqué l'exarticulation du calcanéum, de 1844 à 1845. A partir de 1845 jusqu'à 1873, il lui fut donné d'exécuter « en l'espace de 30 années..., onze fois l'extirpation totale et en un seul bloc du calcanéum. » A ces 11 faits, il ajoute celui de son agrégé, M. Bœckel, et arrive au chiffre total 12. « 10 fois sur 12, dit-il, cette opération a étésuivie d'une entière guérison. » Dans ce mémoire, nous n'avons trouvé que deux observations à peu près, non pas complètes, mais assez circonstanciées pour qu'on puisse se faire une idée approximative du cas. Les autres n'enregistrent qu'un résultat plus ou moins précis. Il nous semble que la plupart de ces observations n'ont pas été prises régulièrement et que longtemps elles n'ont été confiées qu'à la mémoire. Quoi qu'il en soit, en aucun point du mémoire de Rigaud, nous ne trouvons mentionné le soupçon de l'importance de la conservation du périoste ni celui d'une régénération osseuse à la suite des extirpations qu'a pratiquées cet excellent chirurgien. Nous faisons la même observation pour le mémoire de Robert, en ce qui touche la question du périoste. Robert n'en parle pas plus que de l'importance de la conservation du tendon d'Achille.

Nous nous trompons pour ce dernier, car il fait remarquer que la section du tendon d'Achille n'a pas tous les inconvénients qu'on peut en redouter. Si nous faisons ces remarques générales, c'est pour répondre à quelques erreurs qui se sont glissées dans des études très-sérieuses d'ailleurs. M. Ollier est incontestablement l'auteur qui a fait le travail le plus complet au point de vue physiologique et, partant, le plus capable de répondre au vœu du professeur Verneuil.

Voyez son mémoire : De l'extirpation sous-périostée du calcanéum et de ses résultats définitifs par L. Ollier, correspondant de l'Institut et de l'Académie de médecine, ex-chirurgien en chef de l'Hôtel-Dieu de Lyon. 1876. (*In Lyan médical*, 1876, *p*. 41).

M. Ollier est, parmi les chirurgiens plus récents, celui qui a pratiqué le plus grand nombre de résections du calcanéum. Son procédé s'inspire de la méthode nouvelle, de la méthode sous-périostée. Ses observations portent toutes le cachet de la rigueur scientifique moderne et les résultats qu'il a obtenus, au point de vue de la forme comme des fonctions, surpassent incontestablement tous ceux qu'ont procurés les méthodes anciennes et, en donnant la mesure de ce qu'on peut atteindre par une voie rationnelle qu'il a si brillamment éclairée, fournissent une réponse péremptoire aux détracteurs de l'extirpation totale du calcanéum.

Nous n'avons trouvé dans la littérature étrangère qu'un travail d'ensemble, celui de Martineau Greenhow, qui a été traduit et publié dans les Archives générales en 1853.

C'est ce travail que M. Verneuil résumait et analysait dans l'article de la *Gaz. hebd.*, 1857, d'où nous avons tiré les citations publiées en tête de ce chapitre. Le chirurgien de la Pitié a publié dans ce même article la traduction de l'observation de Cl. Morrogh, « afin d'engager nos compatriotes à étudier cette question si intéressante. » C'est lui qui a mis la question à l'ordre du jour en France, et qui, par son appel autorisé, a fait naître les travaux synthétiques qui ont paru, depuis, dans notre pays.

M. l'agrégé Polaillon est le seul auteur, en France, après Verneuil, qui ait fait des études d'ensemble sur la question. Nous nous dispensons de faire l'éloge de ses travaux.

Que ceux qui aiment l'érudition et la bonne critique lisent dans les Archives générales de médecine, septembre 1869, t. II, p. 257 et 427, le premier travail de M. Polaillon : *Mémoire sur la valeur de l'extirpation du calcanéum*, et dans le D[e] encyclopédique de Dechambre l'art. *calcanéum* du même auteur, 1re série, t. XI, 1870, p. 615.

Nous passons an sommaire des observations que nous avons puisées aux sources mêmes.

b). *Sommaire des ablations totales du calcanéum, de* 1814 *à* 1876 (1).

Obs. I. — * Monteggia, 1814.

Homme, carie scrofuleuse ; désarticulation de tout le calcanéum (di tutto il calcagno), mort quelques jours après de tabes scrofuleux. (Instituzioni chirurgiche di Monteggia. 2 éd., p. 71, Milan, 1814.

Obs. II. — + *Rég*. 16 octobre 1837. Ferd. Robert, de Marbourg, de Coblentz, de Prague.

Fille de 4 ans, nécrose scrofuleuse du calcanéum gauche, depuis trois ans. Excision totale du calcanéum, renfermé dans une cavité séquestrale. Guérison avec régénération de l'os et fonctions du pied. Résultat : au bout de quatre semaines, marche avec un bâton. Le calcanénm paraît seulement un peu raccourci d'avant en arrière. « Les mouvements du pied sont libres ; ceux qui existent entre le calcanéum et l'astragale paraissent faire défaut. » Mitheilungen von Resectionen am Fuss, von Dr F. Robert zu Coblenz, früher professor der Medicin an der Universität Marburg. In Vierteljahrschrift für die praktische Heilkunde, XII, Jahrgang 1855. Dritter Band oder Siebenundvierzigster Band der ganzen Folge, p. 1 à 45. 6me obs. du Mém. de Robert.) (V. ch. 1, p. 23.)

(1) *N. B.* Dans le but d'abréger les indications générales du résultat, nous exprimons par le signe + les succès ordinaires ; par le signe ++ les succès extrêmement beaux ; les insuccès par le signe général * ; et, pour préciser l'insuccès, nous ajouterons *Amp.* pour les cas qui se sont terminés par l'amputation ; *M. pr.* pour les cas de mort primitive dont

Obs. III. — * *Amp.* Mort, 1838. Roux (1).

Fille de 16 ans, lympathique, nécrose depuis deux ans. Ablation de la partie moyenne du calcanéum par un procédé spécial. Résultat : gangrène de la peau, érysipèle, dépérissement, amputation, consécutivement mort. (*Gazette des Hôpitaux*, 1839, p. 53.)

Obs. IV. — + F. Robert, 9 août et 16 septembre 1844.

Femme du meunier Otto, environ 42 ans, malade depuis un an, carie perforante du calcanéum droit, après effort du pied et refroidissement pendant l'allaitement. Résection de l'apophyse antérieure de la grosse tubérosité et d'une partie du corps du calcanéum, à deux époques différentes. Cicatrisation en deux mois et demi environ. Guérison complète et bon fonctionnement du pied. Résultat, deux ans après : « Je suis allé voir ma malade au printemps de 1847. Voici dans quel état je l'ai trouvée : l'excavation du pied est à peu près nivelée et le pied présente un type de *pied plat*. Sa longueur est plus faible d'un pouce et demi par rapport au pied sain. Au côté non opéré, la jambe, du genou à la plante du pied, n'a qu'un demi-pouce de plus de longueur. Cette différence est supprimée par une légère surélévation du soulier. La saillie du talon est plus faible ; son contour, jusqu'à la seconde rangée du tarse, est de un pouce 1/8 moindre sur le pied opéré que sur l'autre. L'insertion du tendon d'Achille se fait sur la masse de tissu cicatriciel solide qui remplace le talon ; le mollet a augmenté de volume, la flexion et l'extension du pied sont presque normales et l'on sent que, dans ces mouvements, le tendon d'Achille est actif. L'adduction et l'abduction comme la rotation sont à peine possibles. La femme peut vaquer à toutes les occupations de son ménage en s'appuyant sur un bâton. L'été suivant, elle avait déposé ce bâton et, un an après, elle était en état de reprendre les travaux des champs.

Si nous cherchons à résumer les enseignements qui ressortent

la résection est vraiment responsable ; *S. P.* signifiera sous-périostée ; *Régén.* signifiera régénération.

(1) Cette opération ne devrait pas être admise dans notre cadre à la grande rigueur, parce que Roux n'a enlevé que la partie moyenne du calcanéum en laissant en avant l'apophyse ant., en arrière l'apophyse post. avec l'insertion du tendon d'Achille, en haut la lame articulaire.

de cette opération, ajoute Robert, nous arrivons aux conclusions suivantes :

« 1° Qu'un tiraillement de l'appareil ligamenteux avec refroidissement consécutif a provoqué une inflammation, à la suite de laquelle s'est déclarée une carie perforante dans tout le calcanéum, sans qu'on puisse trouver chez la malade de prédisposition dyscrasique ;

2° Que la résection du calcanéum, quoique malade en totalité, peut être faite en deux opérations séparées par un certain laps de temps ;

3° Que la section du tendon d'Achille daus les résections du calcanéum, n'empêche pas l'usage ultérieur du pied, le tendon se soudant à la cicatrice et continuant ainsi à remplir ses fonctions ;

4° Que la résection du calcanéum carié a permis d'éviter l'amputation du pied d'après le procédé de Syme et a conservé à la malade un point d'appui bien préférable ;

5° Que *la résection* du calcanéum *n'est pas suivie* de régénération.» (F. Robert, L. cit., 1re obs. du Mémoire.)

Obs. V. — + Rigaud, de Strasbourg, de Nancy, 1844 à 1845.

Joseph Masson, 10 ans, sourd-muet, carie du calcanéum droit, exarticulation complète. La guérison fut très-rapide, puisque le petit malade ne séjourna qu'un mois à l'hôpital. Il put alors *marcher librement* sans qu'un remplissage intérieur ni semelle épaisse au talon dussent être adaptés à la chaussure.

La claudication était si peu marquée qu'au bout de peu de temps, l'habitude et sans doute une légère inclinaison du bassin ne la laissèrent plus remarquer. » Et à la fin de l'observation, M. Rigaud dit : « ... Deux mois ne s'étaient pas écoulés depuis l'opération, qu'*il pût appuyer* un pied par terre, étant soutenu par des aides ou avec ses mains sur deux chaises; peu à peu, il put se passer d'appui, et après un *séjour de trois mois* dans l'hôpital, il put retourner dans l'établissement d'où il était venu. Plusieurs mois après, et lorsque je l'ai revu pour la première fois, il quitta l'établissement des sourds-muets. Depuis lors, on l'a perdu de vue et il m'a été impossible de le retrouver. »

Rem. — Il n'y a pas un mot dans le texte de l'observation qui permette de croire, comme on l'a fait, que cette résection ait été faite par la méthode sous-périostée et ait été suivie de reproduction de l'os.

(Rigaud. Exarticulation ou extirpation du calcanéum en totalité. Bulletins et Mémoires de la Société de chirurgie de Paris, séance du 28 juillet 1875, t. 1, n° 8, p. 635, 1875, 1re obs. de ce Mémoire.)

Obs. VI. — * *S. P. Amputation.* Mayer, 1845.

H..., de 48 ans, syphilis, carie depuis trois ans ; extirpation du calcanéum, résection de la malléole interne du même côté. Grandes précautions pour conserver le périoste pendant l'opération. Au bout de trois mois, l'opéré put un peu marcher. Deux ans après, périostite du tibia gauche qui nécessite l'amputation de la jambe. Guérison. Deux ans après l'amputation, mort par développement de tubercules pulmonaires. (Mayer. Notes historiques et statistiques sur 12 résections faites par le Dr A. Mayer, à Wurtzbourg. *In* Deutsche Klinik, 1856, p. 200. Voy. pour plus de détails notre chap. 3, obs. 1.)

Obs. VII. — * Mayer, 1846.

H..., de 21 ans, scrofuleux, carie superficielle de tout le côté gauche, hémorrhagie pendant l'opération. Au bout de trois mois, il fut à peu près guéri, mais il ne pouvait marcher qu'avec un soulier mécanique, muni d'un petit coussin au niveau du talon et d'un tuteur remontant jusqu'au genou. Deux ans après l'opération, mort de phthisie pulmonaire. (Mayer, L. cit.)

Obs. VIII. — * *Amp.* Hancock, 2 juin 1848.

R. W..., 24 ans, boucher, carie du calcanéum droit avec abcès, pas de séquestre. Pendant quatre jours, tout alla bien, mais un érysipèle se déclara autour de la plaie, récidiva plusieurs fois et l'on fut obligé d'amputer le pied. (Mém. de Martineau Greenhow : « Mémoire sur l'excision du calcanéum, avec des observations » ; Traduction, *In* Archives générales de médecine, 1853, vol. 2, 5e série, p. 531.)

Obs. IX. — + Greenhow, 15 août 1848.

Henry H..., 20 ans, scieur de long, scrofuleux, blessure du talon par un clou deux mois auparavant ; carie très-étendue du calcanéum, érysipèles consécutifs, cicatrisation au bout de trois mois et demi. Le 1er décembre 1848, « le talon peut supporter un certain poids; on place un morceau de liége dans la chaussure pour remplacer la portion du calcanéum qui manque, et, le 29, le malade quitte l'hôpital *pouvant marcher en boîtant un peu.* » (M. Greenhow, L. cit. obs. 2.)

Obs. X. — * Greenhow, 30 août 1848.

Thomas B..., 29 ans, scieur de long, scrofuleux. Carie totale du calcanéum gauche, excepté en un ou deux points de ses surfaces articulaires. Résection partielle le 15 août, totale le 30. Gangrène des téguments ; au bout de quelques semaines, guérison. « Six mois après, le 10 février 1849, le malade quitta l'hôpital; le talon est en assez bon état; un morceau de cuir est placé dans le soulier et l'homme marche librement avec *des béquilles.* » (M. Greenhow, Loc. cit., obs. 3.)

Obs. XI. — ‡ Greenhow, 5 décembre 1848.

John R..., âgé de 16 ans, paysan, scrofuleux. Carie depuis trois mois et demi, à la suite des frottements de la chaussure. Extirpation du calcanéum et ablation avec la scie des portions malades du cuboïde. Sept mois après, « le malade quitta l'hôpital ; » les plaies sont presque cicatrisées, bien qu'il ait eu plusieurs érysipèles. Depuis lors, il se sert *très-bien* de son pied. On l'a revu depuis dans un état aussi satisfaisant que possible. Il est mort dernièrement de phthisie. » M. Greenhow, Loc. cit., obs. 4.)

Obs. XII. — ‡ Bonsfield Page, 1848.

M. G..., garçon de 16 ans, scrofuleux ; coup reçu sur le tarse droit, plusieurs années auparavant. Extirpation du calcanéum. Suites : abcès du dos du pied, érysipèle, phlébite. Au bout de dix semaines, la plaie était fermée, le pied solide.

« Notre malade quitta l'hôpital *quatorze semaines* après l'opération. Le mois après, il lui fut permis de se servir de son membre, avec recommandation d'éviter les violences extérieures. Pendant quelque temps, il porta une béquille. Il y a quatorze mois depuis l'opération et le pied est toujours sain. « Lorsqu'il est assis, il peut « bien étendre le pied, » mais quand il marche, l'élévation du pied est à peu près perdue, de sorte qu'il a « une espèce de claudi- « cation dans l'allure. » Il porte une botte dans laquelle il peut marcher, courir, sauter sans le moindre empêchement. Bref, il s'en sert aussi bien que de l'autre. » (Bonsfield Page. On the excision of the os calcis, in incurable disease of the bone as a substitut for amputation of the foot, whit a case, by Bonsfield Page. In medico-chirurgical transactions, published by the royal, medical and chirurgical Society of London, t. XXXII).

Obs. XIII. — + F. Robert, 12 août et 22 novembre 1848.

Heinrich Daniell Garthe, âgé de 2 ans 1/2, nécrose scrofuleuse des deux calcanéums et du cubitus gauche. Extraction des séquestres du calcanéum droit et résection du calc. gauche. Résection des deux tiers du cubitus. Guérison. Un mois après, le 20 décembre, la mère quitta Marburg; la plaie était alors guérie, moins une fistule qui se boucha en mars 1849. A la fin de janvier de cette année (un an après), l'enfant commença à s'appuyer sur le pied. En 1850 (2 ans après), j'ai revu pour la dernière fois cet enfant, qui avait alors près de 5 ans. Les traces de la scrofule avaient entièrement disparu. L'enfant saute et court sans qu'on remarque rien d'anormal. Le cou-de-pied du côté opéré est d'un demi-pouce plus fort. La cicatrice est enfoncée d'un quart de pouce dans le talon, de telle sorte que celui-ci paraît un peu fendu. Le tendon d'Achille s'insère au lambeau supérieur; les muscles du mollet sont actifs, mais les fléchisseurs du pied ont un peu la prépondérance; l'enfant n'est pas en état d'étendre complètement le pied. » (F. Robert, Loc. cit., 7e obs.) (V. ch. 1, p. 23.)

Obs. XIV. — + Potter, 3 juillet 1849.

Thomas C..... âgé de 15 ans, tailleur, malade depuis 2 ans; talon blessé par soulier étroit; extirpation totale du calcanéum, partielle de l'astragale; le malade quitte l'hôpital au bout de 2 mois. « Au mois d'octobre 1850 » « (4 mois après) », on l'a vu faire six milles de chemin, sans rien éprouver de fâcheux. » (M. Greenhow. l. c. obs. 7).

Obs. XV. — * *M. pr.* Rigaud, 1849.

Israélite âgé de 37 ans, de grêle apparence; marches forcées; début un an; « carie du calcanéum dont la saillie postérieure est creusée d'une large cavité dans laquelle avait été probablement logé un tubercule ankysté (pied gauche, année 1849.) Désarticulation totale du calcanéum. Suites et résultat: « Dans la première semaine, tout se passa d'une manière régulière et nous espérions arriver à une heureuse terminaison, lorsque 8 jours plus tard, c'est-à-dire 15 jours après l'opération, des frissons survinrent, la suppuration se tarit, des envies de vomir se manifestèrent, une fièvre intense s'établit, la langue devint sèche et fuligineuse, enfin du délire et le malade succomba 3 semaines après l'opération. » (Rigaud, l. c. 2e fait).

Obs. XVI. — * Potter, 11 mars 1851.

Hugh C.... âgé de 15 ans, scrofuleux ; foulure du pied, il y a 5 ans et souffrances depuis ; abcès et fistules depuis 3 ans ; extirpation du calcanéum et résection d'une portion de l'astragale. « Cet enfant a été revu quelques mois après l'opération, il ne pouvait pas se servir de son pied. » (M. Greenhow, l. c. obs. 7).

Obs. XVII. — **Régén.*, F. Robert, 18 septembre 1851.

Margaretha Jungbluth, âgée de 34 ans. Antécédents : érysipèle à la jambe du côté malade ; pied gauche malade depuis 3 ans à la suite d'un refroidissement ; fistule externe à bords calleux saignant périodiquement (à l'époque des menstrues). Carie nécrosique du calcanéum et du cuboïde du pied gauche après inflammation rhumatismale pendant la lactation ; extirpation totale de ces deux os ; guérison ralentie, parce qu'on n'avait pas enlevé les cartilages articulaires de l'astragale ; pas de régénération constatée pendant la vie, fonctions excellentes du pied. Résultat : « A la fin de janvier, (4 mois et demi environ) la malade pouvait parfaitement marcher... En 1852, elle eut une nouvelle grossesse qui ne l'empêcha pas de rester en parfaite santé jusqu'au mois de mars 1853, (17 mois environ)... son pied est bien loin de constituer un appui aussi solide que celui de la meunière Otto du cas précédent. (v. obs. 4.) La femme marche cependant aujourd'hui avec assurance et sans bâton, toutefois, avec une attelle adaptée au côté externe de son soulier. Les tendons des muscles péroniers ne sont pas soudés ensemble, et le pied a une faible tendance à la *rotation en dedans* par l'action des muscles de la jambe dont la malade a refusé la section sous-cutanée après la guérison. Quoique le pied soit parfaitement mobile dans l'articulation tibio-tarsienne, l'action des muscles de la jambe ne s'y fait cependant pas sentir. L'astragale touchant maintenant le sol, la concavité interne du pied se trouve sur le même plan que la face plantaire et la continue.

Le pied a par conséquent la forme d'un *pied plat*. La femme porte un talon artificiel dans son soulier. »

Récidive un an après la guérison, pendant une nouvelle grossesse. *Mort* à la suite de *phthisie pulmonaire*; *à l'autopsie*, on trouve une *lamelle osseuse régénérée*. (Voy. l'autopsie, p. 29 de notre ch. 1).

Robert termine cette observation en disant : « Sans aucun doute, nous croyons avoir enrichi la chirurgie opératoire de la preuve que l'extirpation totale du calcanéum et du cuboïde est possible et qu'il peut s'en suivre une guérison qui rende au malade le plein usage de son pied. » (Robert, l. c. obs. 2).

Obs. XVIII. — + Guy, 20 mars 1851.

X..... âgé de 22 ans, peintre en bâtiment, quelques signes de scrofule, début 10 ans; carie du calcanéum; extirpation de cet os.

« L'opération réussit si bien que, six mois après, le pied pouvait soutenir le poids du corps, le malade marcher sans bâton. Dans la suite, on put voir que la marche était très-peu gênée. » (M. Greenhow, l. c. obs. 9).

Obs. XIX. — + Simon, 28 avril 1851.

William C..... âgé de 10 ans; pied gauche malade depuis 4 mois; nécrose totale du calcanéum, à l'exception de la partie voisine du cuboïde; extirpation du calcanéum.

« Le 30 mai, (un mois après) le malade est complètement guéri; il garde des béquilles pendant quelque temps (par prudence) et peut appuyer fortement son pied sur le sol sans éprouver de douleur. L'absence du talon ne se fait pas remarquer autant qu'on aurait pu s'y attendre. » (M. Greenhow, l. c. obs. 10).

Obs. XX. — + Lowe, 12 décembre 1851.

M. A..... servante dans un moulin, âgée de 16 ans, scrofuleuse; début 3 ans; carie totale du calcanéum, excepté en dehors; autres os du tarse sains; extirpation du calcanéum.

Tout alla bien, et, le 3 janvier 1852, (22 jours), la plaie était complètement cicatrisée. Les dernières nouvelles sont, que le pied est tout à fait guéri et capable de porter le poids du corps avec facilité et sans douleur. L'opérée peut faire sans peine des courses modérées et sa démarche naturelle a peu changé; la forme du pied seule est légèrement altérée. » (M. Greenhow, l. c. obs. 11).

Obs. XXI. — * *Amp.* Greenhow, 18 mai 1852.

Alexandre L..... âgé de 29 ans, verrier, scrofuleux, antérieurement érysipèle; début 7 mois; articulation du cou-de-pied douloureuse; carie du calcanéum; autres os sains; extirpation du calcanéum.

Le 27 juillet, la plaie était cicatrisée et le malade pouvait marcher avec des béquilles. Le malade est renvoyé; mais le 20 septembre, par suite de l'exposition au froid et de marches forcées, la plaie s'est rouverte; il est probable que les autres os sont sains. Le 2 novembre on fait l'*amputation*, et à l'*autopsie* du pied, on trouva que la carie avait envahi l'astragale, le cuboïde, le scaphoïde et les cunéiformes; que les parties molles étaient le siége d'une suppuration de mauvaise nature. (M. Greenhow l. c. obs. 5.) (V. ch. 1, p. 29.)

Obs. XXII. — + F. Robert, 5 septembre 1852.
(3e des observations réputées à tort sous-périostées.)

Johannes Rooss, 58 ans, carie des articulations astragalo-calcanéennes et calcanéo-cuboïdiennes avec ramollissement des os voisins; résection de la moitié antérieure du calcanéum, du cuboïde et du scaphoïde; guérison en 4 mois avec conservation des fonctions du pied; résultats :

« Une compression graduée rapprocha les parties petit à petit, et, le 5 janvier 1853 (4 mois après), lorsque le malade retourna chez lui, il ne restait plus de la plaie qu'une petite fistule. La cambrure du pied était augmentée. Je fis donc porter au malade un soulier à semelle convexe en haut. Il était en état de marcher avec l'appui d'un bâton... Ce cas prouve qu'on n'est pas justifié, dans tous les cas, de se laisser entraîner à l'amputation par la dégénération des parties molles et la grande étendue des lésions osseuses. » (Robert, l. c. obs. 4).

Obs. XXIII. — *Incomplète.* G. Field, 26 juillet 1852.

Edward E..... âgé de 17 ans; carie totale du calcanéum gauche; extirpation le 26 juillet 1852.

« Au 4e jour, le pansement fut refait et l'union fut trouvée à peu près parfaite entre les lèvres de la plaie. » Il n'y a pas d'autres renseignements dans l'observation. (Résection d'un calcanéum atteint de carie par A. G. Field, surgeon to the royal sea-bathing infirmary. In *The Lancet*, vol. II, 1852, p, 173 et obs. 12 du mémoire cité de Greenhow).

Obs. XXIV. — + *Régén.* F. Robert, mai 1852.

La fille, âgée de 5 ans, d'Adam Wolf; début 3 ans; carie nécrosique de la partie antérieure du calcanéum avec fragmentation et coque séquestrale; extirpation des fragments; guérison complète; résultat et suites:

« La formation des bourgeons charnus s'établit encore très-rapidement, mais néanmoins, la cicatrisation traîna en longueur. Le 22 juillet, (environ 2 mois après), le père quitta Coblenz avec son enfant. Il y avait encore une fistule et il semblait qu'une reproduction du calcanéum avait eu lieu. L'enfant pouvait marcher avec une attelle de bois. Au mois d'août de la même année, le père me ramena son enfant complètement guérie. Il semble que, dans ce cas, une régénération se soit opérée, car le pied n'est pas raccourci: la cavité de résection présente après la guérison une résistance dure. » (Robert, l. c. obs. 10.) (V. ch. 1, p. 24.)

Obs. XXV. — + Rigaud, 1852.

H..... de 35 ans, carie du calcanéum droit; exarticulation complète; guérison.

« La guérison fut lente, mais enfin elle fut complète, au bout de trois mois; la marche était libre et assurée; la claudication très-peu marquée n'exigea pas plus que pour le premier opéré, de chaussure particulière. Nous lui avions fait faire un soulier avec un talon un peu plus épais que celui du côté opposé. J'ai vu que depuis il n'avait pas fait renouveler cette disposition particulière pour une autre chaussure, » (Rigaud l. c. 3e fait).

Obs. XXVI. — * *Amp.* Fied, et non Coulson comme on l'a écrit par erreur; 1852, et non 1853, comme on l'a encore écrit par erreur.

Thomas W... âgé de 23 ans, cordonnier. Carie scrofuleuse du calcanéum; résection totale en 1852 par M. Fied à Margat Infirmary; envahissement de l'astragale et du cuboïde; amputation de la jambe par M. Coulson le 3 août 1853 au 1/4 inférieur; guérison. (*The Lancet*, t. I, 1854, p. 32.)

Obs. XXVII. — * *Amp.* Textor fils, 1er mai 1853.

John Michel Deckert. Extirpation du calcanéum gauche, le 1er mai 1853; 3 ans et sept mois après, 7 novembre 1856, amputation de la jambe pour lésion de l'astragale par Linhart ; *autopsie* du membre par Linhart (Voy. Ch. I, p. 31).

Obs. XXVIII. — *Incomplète.* Robert, 11 octobre 1854.

Margaretha Schaaf, âgée de 35 ans. Début pendant une grossesse, en 1853, par une arthrite calcanéo-cuboïdienne avec carie et ouverture spontanée sur la partie externe du dos du pied ; abcès secondaires en dedans du calcanéum avec ouverture spontanée sur le côté interne du pied : résection de la moitié antérieure du calcanéum et de la plus grande partie du cuboïde ; suites : fusées dans les gaines, etc. ; quatre semaines après l'opération, cicatrication très-avancée ; engourdissement du gros orteil ; flexion et extension du pied possibes ; orteils immobiles ; résultat ultérieur encore inconnu. (Robert, loc. cit. 3me obs.)

Obs. XXIX. — + Clifford Morrogh, 24 octobre 1854.

H..., âgé de 12 ans, belle constitution ; nécrose du calcanéum droit ; début 9 mois, pied légèrement serré entre deux wagons ; pour éviter *l'humiliante alternative* de l'amputation, on extirpa le calcanéum le 24 octobre 1854. «Deux mois après l'opération, l'enfant pouvait courir rapidement; maintenant il porte dans son soulier un petit coussin placé au-dessous du talon et ne paraît éprouver aucun inconvénient de la perte de l'os. »

(*Gazette heb.* 1857, p. 865 et *New-York Journal of médic.* for July, 1857.

Obs. XXX. — * Samuel Solly, 2 novembre 1854 et 3 janvier 1855.

Caroline W... âgée de 24 ans, modiste, strumeuse ; erysipèle ; carie du calcanéum gauche, suite d'entorse ; divers traitements infructueux. Le 2 novembre 1854, rugination d'une partie considérable du calcanéum ; récidive en décembre. Le 3 janvier 1855, ablation avec la gouge des parties plus profondes de l'os malade. Sort en assez mauvais état de l'hôpital le 21 novembre 1855 (3 mois après). Pas d'autres renseignements.

(Leçons cliniques sur les maladies des os et des articulations par Samuel Solly, Surgeon to S' Thomas hospital. *In the Lancet*, V. 2, 855, p. 540.)

Obs. XXXI. — + *S. P. Régén.* Hilton, 1855.

Jeune malade ; extirpation du calcanéum en prenant soin de laisser le périoste aussi complètement que possible ; guérison ; reproduction etc., etc. (Voy. Ch. III, obs. 20 et Ch. I, p. 24.)

Obs. XXXII. — *Incomplète.* Athol Johnson, 21 septembre 1855.

Louis O... âgé de 4 ans ; entorse du pied gauche, il y a 20 mois ; abcès interne ; extirpation totale du calcanéum dont le périoste était décollé sur une grande étendue. La cavité se remplit peu à peu de granulations et « le 24 décembre, le malade sort en bon état. » Résultat ultérieur inconnu. (Cas d'extirpation du calcanéum, cas 1, *In médical Times and Gazette*, vol. 2, p. 357, 1862. V. Ch. III, obs. 3.)

Obs. XXXIII. — + Carnochan (1), 1er décembre 1855.

John Mœrig, 28 ans, laboureur, d'une famille scrofuleuse ; début ; exposition au froid, il y a 2 ans ; abcès, etc. ; carie de la partie postérieure du calcanéum ; extirpation de cet os. Trois mois après l'opération, la cicatrice fut assez solide pour permettre au malade de mettre le pied sur le sol et de marcher.

Décembre 1856 (un an après) ; Le malade a gagné de la vigueur et de la santé. Maintenant il marche avec un talon ouaté fixé à sa chaussure. Il n'a que très-peu de difficulté pendant la marche qui s'opère sans le moindre inconvénient provenant de la cicatrice. (Observ. d'ablation du calcanéum par Carnochan, chirurgien en chef de l'hôpital des Emigrants, professeur de chirurgie au collège médical de New-York. In *Moniteur des hôpitaux*, 1857 p. 1069.)

S. P. Hilton, 21 avril 1856.

C'est la 35me observation du tableau de M. Polaillon. Nous croyons devoir la retrancher, parce qu'elle n'intéresse qu'une partie trop minime du calcanéum ; la totalité du cuboïde et la portion juxta-articulaire du calcanéum furent enlevées. (V. ch. 1, p. 25.)

(1) Ce chirurgien dit, dans son préambule, qu'il aurait fait une extirpation totale du calcanéum au commencement de l'année 1846.

(Cas de lésion du cuboïde (en entier) et du calcanéum (en partie) Extirpation des os malades, reproduction osseuse ; guérison favorisée par le repos mécanique. *In The Lancet*, t. II, p. 671, 1862.)

Obs. XXXIV. — *S. P. incomplète.* Athol Johnson, 23 juin 1856.

Elisabeth B... âgée de 9 ans. début 6 mois ; carie du calcanéum gauche; extirpation du calcanéum : morceau par morceau; Suites: Rougeole, abcès ; Sortie 3 mois après l'opération, la plaie n'étant pas guérie. (V. Ch. III, obs. 3, p. 70) (*The médic. Times and Gazette*, v. 2, 1862, p. 357.)

Obs. XXXV. — + Jœger fils, août 1856.

Fille... *Suites et résultats* : Abcès sur le dos du pied. « La jeune fille marche parfaitement bien et sans douleur ; mais l'aplatissement de la voûte plantaire de même qu'une légère flexion du pied sont frappants. Le pied peut cependant s'étendre dans une certaine mesure et puissamment. »

(Rapporté par Linhart dans son travail cité : Viertelj., 1858.)

Obs. XXXVI (1). — * *Amp.* Rigaud, 1856.

Synostose complète entre la face antérieure du calcanéum et le cuboïde. Section sur le ligament interarticulaire et exarticulation totale. Lenteur de la réparation ; amputation de la jambe par M. Sédillot qui prit le service. M. Rigaud croit que M. Sédillot eut tort de recourir à cette *ultima ratio* avec autant de précipitation, alors que dans certains cas, celui de Potter, par exemple, la guérison s'est faite après un plus long laps de temps, 5 mois, etc., (Rigaud, Loc. cit., 4me fait.)

Obs. XXXVII. — *Incomplète.* Edward Atkinson, 5 février 1857.

Aboulaffia, 54 ans, « Rabbin juif de grande distinction et de grand savoir. » blessé au talon droit, pendant le siége de Jérusalem en 1826. Pendant 26 ans, rien au pied blessé; en 1853, une tumeur se développe sur l'ancienne cicatrice; Ablation de la tumeur par Sim : récidive; Sim lie la tibiale antérieure ; cautérisations diverses; 5 fév. 1857, extirpation de la tumeur et du calcanéum en entier ; résultat immédiat mauvais; au bout de six semaines, toute la plaie

(1) Cette obs. n'a pas été insérée dans le tableau de M. Polaillon.

s'était remplie de granulations. Pas d'autres renseignements. *In medical Times and Gazette*, vol. 1, 1857, p. 406.)

Obs. XXXVIII. — + Rigaud, 1857.

Emile Ehrat, 27 ans, carie et nécrose de calcanéum gauche qui était détruit en grande partie ; exarticulation, guérison. « La guérison s'est fait assez attendre, mais sans qu'aucun accident sérieux soit survenu. Le malade est sorti de l'hôpital bien guéri ; il fut revu deux ans après, en 1859, par mon collègue, M. le professeur Michel ; il marchait bien sans avoir besoin de porter une chaussure particulière. » (Rigaud. Loc. cit., 5e fait.)

Evidement : Lach, 4 juin 1858. — *Contusion du talon ; Carie du calcanéum ; évidement ; fracture méconnue ; physiologie du pied opéré*, etc.

Nous ne pouvons admettre, comme on l'a fait, cette observation parmi les cas de résections totales du calcanéum ; car l'opérateur n'a touché qu'à la moitié postérieure du calcanéum et il n'a fait qu'un évidement. « Nous nous arrêtâmes après avoir poussé l'évidement assez près des surfaces articulaires. » (V. *Gaz. méd. de Strasbourg*, n° 5, 24 mai, 1860, p. 75 et 76.)

Obs. XXXIX. — *Incomplète.* Erichsen, 16 décembre 1858.

Frédéric C..., âgé de 45 ans, plombier, santé excellente. Coup violent, à l'âge de 20 ans, en dedans du cou-de-pied ; entorse du même côté. Carie du calcanéum gauche et de la tête du tibia droit. Ankylose du calcanéum avec l'astragale. « Depuis l'opération, le malade a été très-bien ; aucun accident n'est survenu et la plaie du pied est en grande partie guérie. » Rien autre. (*The Lancet*, t. I, p. 114, 1858.)

Obs. XL. — *S. P.* + *Régén.* Langenbeck, juin 1859.

Fille de 9 ans. Lésion du calcanéum. Début quinze mois. Extirpartion sous-périostée du calcanéum. Guérison complète avec régénération complète de l'os et fonctionnement normal du pied. (Voy. notre ch. III, obs. 4, et ch. 1, p. 25.)

Obs. XLI. — + Holmes, 2 mars 1861.

David S.... Début un an. Carie nécrosique du calcanéum droit. Opération exploratrice suivie d'extirpation totale. Plaie à peu près cicatrisée, un mois après. Résultat : «On le vit pour la dernière fois le 20 septembre 1862. Le pied était en bon état depuis plusieurs mois ; la cicatrice linéaire de la plante du pied n'était pas irritée dans la marche. Il portait une botte à talon plus élevé et sa démarche était si normale qu'aucune particularité n'aurait été relevée sans une observation très-attentive. Il pouvait facilement étendre le pied par l'action du gastrocnémien qui avait sans doute contracté des adhérences à la partie postérieure de l'astragale et qu'on sentait se contracter sous la peau. A cause de son jeune âge, il fut impossible de lui faire faire des essais comparatifs de la force de ses deux pieds. Mais il paraissait y avoir peu de différence dans la force des gastrocnémiens. On ne sentait aucun os à la place du calcanéum réséqué. Aussi le talon était-il plat et déprimé. » (Cas 3. L. c. *Médical Times and Gazette*, vol. II, p. 357, 1862.)

Obs. XLII. — + Pemberton, 25 septembre 1861.

Femme de 29 ans. Début, 7 mois, par contusion. Nécrose du calcanéum. Extirpation, *sans couper le tendon d'Achille*. « La malade est maintenant robuste et vigoureuse. Le pied fonctionne sans gêne, grâce à un tampon placé sous le talon. » (*The medical Times and Gazette*, V. I, 1864, p. 68.)

Obs. XLIII. — *S. P.* + *Régén.* Langenbeck, 4 décembre 1861.

Fille de 11 ans. Lésions graves des os du tarse des deux pieds, plus à gauche qu'à droite. Début dix semaines. Extirpation souspériostée du calcanéum et du cuboïde en entier. Résection de la partie inférieure de l'astragale. Régénération dès la quinzième semaine. Guérison avec pied utile et sans raccourcissement. (V. ch. III, obs. 5 et ch. 1, p. 26).

Obs. XLIV. — *Incomplète*. Holmes, 5 juillet 1862.

Alfred C...., âgé de 5 ans, santé générale bonne. Calcanéum réduit à une coque osseuse ramollie et ulcérée; articulation calcanéo astragalienne complètement détruite, et ulcération superficielle de la face inférieure de l'astragale. Guérison de l'opération. Sorti avec un bandage le 7 septembre, pouvant déjà marcher un peu sans béquilles. (*The medical Times and Gazette*, V. 2, 1862, p. 357.)

Obs. XLV. — + Gant, 14 août 1862.

J. M..., âgé de 60 ans. Extirpation du calcanéum et du cuboïde pour carie. Guérison durable avec pied parfaitement sain et utile, deux ans après. (*The Lancet*, t. II, p. 91, 1864, et *Archives de Langenbeck*, 1868.)

Obs. XLVI. — + Pemberton, 17 septembre 1862.

Fille de 25 ans. Nécrose du calcanéum depuis douze mois, suite d'entorse. Extirpation totale du calcanéum. « La plaie guérit sans complication en cinq semaines. La malade se porte actuellement bien et marche sans clocher. Elle a seulement besoin d'un coussinet sous le talon. » (*The medical Times and Gazette*, V. 1, 1864, p. 68.)

Obs. XLVII. — + Heyfelder, 1862, (1).

Bijoutier de 17 ans. Carie totale du calcanéum. Suites et résultats : abcès répétés sur le pied, guérison si lente que le malade n'était en état de marcher qu'avec des béquilles, au bout de cinq mois, « Il s'appuyait sur tout le pied sans souffrir; il n'y avait pas de différence essentielle entre les deux pieds; car l'os enlevé avait été presque *entièrement remplacé par une nouvelle masse dure et solide.* » *Deutsche Klinik*, 1863, p. 327.)

Obs. XLVIII. — + Heyfelder, 1862.

Femme, 28 ans. Carie du calcanéum. Guérison complète, seulement au bout de neuf mois. Usage parfait du pied qui n'a pas subi de raccourcissement considérable. (*Deutsche Klinik*, 1863, p. 327.)

Obs. XLIX. — + Vanzetti, 1862.

Garçon de 14 ans. Début : coup sur la région du calcanéum, abcès, fistules, articulation tibio-tarsienne saine. Extirpation totale du calcanéum. « Un mois après, le malade a pu marcher sur le pied, qui ne diffère de l'autre qu'en ce qu'il est un peu dans la flexion, la pointe portée en haut : ce qui s'explique par l'action des muscles antagonistes du tendon d'Achille. Du reste, cette légère déviation est à peine apparente et lorsque le pied est dans la

(1) Cette observ. a été citée comme un cas de reproduction; nous ne pensons pas qu'on soit en droit de tirer des inductions que l'auteur n'a pas osé émettre.

chaussure, elle disparaît tout à fait. Il marche, il court toute la journée. Dans la marche, il fait porter le talon et élève un peu la pointe du pied. » (Bull. de la Soc. de chir. de Paris, S. du 29 octobre 1862, t. III, p. 490, 1863.)

Obs. L. — + Greenhow, 1863.

Soldat de 18 ans; cause: balle dans le talon; ostéite suppurée du calcanéum ; extirpation totale du calcanéum soudé à l'astragale par l'ossification du ligament interarticulaire; suites et résultat :

« Guérison de la plaie en grande partie par première intention. Quatre semaines après, le patient était en état de marcher avec des béquilles, plus tard sans bâton. Au lieu et place de l'os, on trouve un coussin élastique. La cicatrice est tout à fait à la partie postérieure du talon et supporte très-bien la pression du poids du corps ; le malade a seulement besoin de garnir son soulier d'une étoffe molle. » (Gurlt, Jahresbericht fur 1863, p. 142. In *Arch de Langenbeck*, 8 Bd., 2 et 3 h. 1868).

Obs. LI. — *Incomplète. Régén.* Foote, 1863.

Soldat; début 3 mois, par coup de feu : balle cylindro-conique; extirpation totale du calcanéum et de l'astragale; guérison en deux mois; reproduction osseuse.

« Le membre paraît devoir être pour le malade aussi utile qu'avant la blessure. » On ignore si le malade a été suivi. (*In Journal american medical Times*, 1864, et Gazette hebd. t. I, 1864, p. 734).

Obs. LII. — *S. P*, + *Régén.* Heine, Claus et Langenbeck, 24 mai 1864.

Blessure de guerre ; soldat, etc. (v. ch. III, obs. 6).

Obs. LIII. *S. P.* + *Régén.* Lücke, 2 août 1864.

Soldat ; ostéite suppurée du calcanéum, suite de blessure par une balle ; extirpation du calcanéum, par la méthode S. P. 4 mois après, guérison avec un peu de régénération osseuse, pied un peu plat ; marche avec une chaussure spéciale. (v. ch. III, obs. 7).

Obs. LIV (1). — *S. P.* + Annandale, 1864 (?).

H... carie du calcanéum ; extirpation sous-périostée ; guérison durable. (v. ch. III. obs. 8).

Obs. LV. — *S. P.* + *Régén.* Ollier, 2 janvier 1865.

Anna Cat, 15 ans, etc. (v. ch. III, obs. 9).

Obs. LVI. + Rigaud, 1865.

Garçon de 14 ans ; hyperostose et carie avec végétations du calcanéum gauche ; exarticulation totale ; guérison.

« La guérison fut rapide et le jeune malade quitta l'hôpital, 5 semaines après l'opération ; il marche librement et sans claudication apparente et sans qu'il ait besoin d'un remplissage dans sa chaussure. » (Rigaud l. c. 6e fait).

Obs. LVII. * *Amp.* Rigaud (1), 1865 (2).

Carie profonde, exarticulation du calcanéum ; gangrène des téguments ; amputation sus-malléolaire ; guérison.

(1) Cette observation n'a pas été introduite dans le tableau de M. Polaillon.

(2) Il y a plusieurs versions sur l'opérateur dans ce cas :

1re *version.* — M. Rigaud a opéré à Paris dans le service de Nélaton en présence de M. Houel, suppléant alors le maître. (Rigaud, *Loc. cit.*, 12e fait) ;

2e *version.* — M. Houel a opéré en présence de M. Rigaud, de Strasbourg (Bulletin de la Société de Chirurgie, de Paris, séance du 24 février 1875, t. I, n° 3. p. 203. — Discussion.)

3° *version.* — « M. Houel, chargé du service par intérim (service de Nélaton à l'hôpital des Cliniques de la faculté de médecine de Paris) avait demandé au chirurgien de Strasbourg de le rendre témoin de cette extirpation qu'il avait exécutée souvent. Nous assistions à l'opération qui fut longue et douloureuse. Suites : *gangrène du lambeau ; amputation sus-malléolaire, deux ou trois jours après*, par M. Houel. (Polaillon, dans son Mémoire de 1869).

Il est bien probable que M. Polaillon, qui est neutre dans l'affaire, a raison.

(3) La date de cette observation est aussi controversée. — 1865, dit M. Ri-

Obs. LVIII. — + Rigaud, juin 1866.

H... 15 ans, carie du calcanéum; extraction totale.

« Après 2 mois de séjour à l'hôpital, il sort et marche librement comme les autres. » (Rigaud, l. c. 7e fait).

Obs. LIX.— +Bœckel-Rigaud, 1866.

Jeune garçon ; carie de calcanéum; évidement sans résultat; extirpation totale; guérison très-rapide; marche libre, sans claudication. (Rigaud, l. c. 8e fait).

Obs. LX. — *S. P.* + *Régén.* Ollier, 1866.

A. Vieux, 36 ans, etc. (v. ch. III, obs. 10).

Obs. LXI. — *S. P.* + *Régén.* Giraldès, décembre 1866.

Petit enfant. (v. ch. III, obs. 11).

Obs. LXII. — *S. P.* ++ *Régén.* Lehmann, de Polzin, 5 septemb. 1867.

Carie des os du tarse, suite d'une piqûre d'aiguille; extirpation sous-périostée totale et simultanée du calcanéum, de l'astragale et du scaphoïde; guérison parfaite en 12 semaines avec régénération osseuse et récupération des fonctions du pied. (v. ch. III obs. 12).

N. B. Cette observation, ayant été publiée en 1870, ne se trouve pas dans le tableau de M. Polaillon.

Obs. LXIII. — *S. P.* + Annandale, 1867.

Garçon de 17 ans; carie, extirpation sous-périostée; guérison en 2 mois; 4 mois après, le pied avait sa forme naturelle. (v. ch. III, obs. 13).

Obs. LXIV. — + Burrall, 1867.

Garçon de 8 ans, carie et nécrose du calcanéum; extirpation totale.

Sept semaines après l'opération, le malade pouvait marcher, et plus tard, il ne boîtait presque pas, même avec un soulier ordinaire. Le pied avait le même aspect que le pied sain et le talon était ferme et solide. (*New-York med. Rew.* p. 171, t. II, 1867).

gaud dans son Mémoire de 1875; — 1867, dit M. Polaillon dans son Mémoire de 1869;—1868, dit le même auteur dans son article du *Dictionnaire encyclopédique.* Il nous semble que M. Rigaud doit le savoir mieux que personne et nous pensons que 1865 est la date vraie.

Obs. LXV. (1) — + Rigaud, 1867.

« L'opéré guérit, mais la marche ne fut pas aussi libre et facile que chez les autres. » (Rigaud, l. c. 9e fait).

Obs. LXVI. — *S. P.* * *M. pr.*, Ollier, 1867.

Antoine Jacquier, 38 ans, mort, deux mois après l'opération, de complications septicémiques, etc. (V. ch. 2, Obs. 14).

Obs. LXVII. — + Ogston, 1868.

M. L..., âgée de 13 ans, scrofuleuse. — Carie ancienne du calcanéum. — Divers traitements inutiles. — « 8 mois après l'opération, (oct. 1868), la plaie était entièrement guérie, l'enfant était capable de marcher avec un soulier à talon élevé. Quand je montrai la malade à la Société Médico-Chirurgicale d'Aberdeen, en mars 1869, le talon était d'un demi-pouce plus court que celui du côté opposé, et la jeune fille était capable de marcher assez longtemps avec une claudication à peine perceptible. » (*Britisch medical Journal*, new série, t. I, 1869, p. 421.)

Nota. — Depuis que M. Polaillon a dressé son tableau des résections totales du calcanéum dans son important article du *Dict. encyclopédique* de Dechambre, t. XI, 1870, nous avons rassemblé douze nouvelles observations d'extirpations totales du calcanéum, de 1869 à 1875 inclusivement.

Obs. LXVIII. — *S. P.* * *Amp.* Lejeal, de Valenciennes, 1er juillet 1868.

Dussart F..., 21 ans. — Ostéite et nécrose du calcanéum droit. Extirpation sous-périostée — Guérison en 4 mois. — Récidive 10 mois après la guérison. — Amputation de la jambe en avril 1869 (V. ch. 3, obs. 15.)

Obs. LXIX. — *Incomplète.* John Fayrer, professeur de chirurgie à Calcutta, 17 juillet 1869.

Kéramut, mahométan, 9 ans, scrofuleux. Lésion profonde du

(1) A été omise dans le tableau de M. Polaillon.

cou-de-pied : début, 5 mois par entorse. Résection de l'extrémité articulaire du tibia et du péroné. Extirpation totale du *calcanéum*, de l'*astragale*, du *scaphoide*. Autres os du tarse sains. Résultat : « Il y a environ quinze jours, deux lamelles osseuses s'exfolièrent aux extrémités du péroné. Les plaies opératoires sont guéries, les fistules se ferment, la suppuration diminue. Les tissus périarticulaires, jadis si engorgés, reprennent leur aspect normal. Le malade peut poser son pied par terre et porter de lourds fardeaux en s'appuyant dessus. Il soulève la jambe et le pied audessus du lit sans aide, et remue les orteils et le pied avec une agilité relativement considérable. Il prend de l'huile de foie de morue, suit un régime excellent, est de bonne humeur, et la santé s'améliore graduellement. Si rien n'arrive, il est en voie de guérir complètement. Il est remarquable que la forme du pied ait été si peu altérée par une aussi grande perte de substance. Excepté un cas rapporté par le Dr Hodges, dans lequel les extrémités du tibia et du péroné, l'astragale, une partie de calcanéum, et les trois cunéiformes furent enlevés, je ne connais aucune observation dans laquelle on ait enlevé du pied autant que dans celle-là. » (1) (*The Medical Times and Gazette*, vol. 2, 1869, p. 125.)

Obs. LXX. — *S. P.* * *M. pr.* Polaillon, 1869.

Femme, 25 ans, morte par infection purulente. (V. ch. 3, obs. 16.)

Obs. LXXI. — *S. P.* + Kappeler, 4 décembre 1870.

Carl..., 10 ans ; début, 4 mois ; ostéite du calcanéum, extirpation sous-périostée. Guérison un mois après ; mort de pyléonéphrite un an après. (V. ch. 3, obs. 17.)

Obs. LXXII. — *S. P.* * *M. pr.* Létiévant, de Lyon, 1872.

Femme de 30 à 35 ans ; extrêmement débilitée ; résection souspériostée pour carie. Quelques jours après, symptômes de septicémie et mort par infection purulente. (V. ch. 3, obs. 18.)

N.-B. — Cette observation n'a été prise par personne au moment même ; elle n'a été établie que cette année à l'aide des souvenirs du chef de service et des élèves.

(1) Pour sortir de son illusion, M. Fayrer n'a qu'à lire dans la *Deutsche Klinik*, 1870, l'obs. de Lehmann. (V. notre ch. 3, obs. 12)

Obs. — LXXIII. — + Rigaud, 1873.

Richard (Joseph), 37 ans, garçon boucher, entré le 4 janvier 1873 à la clinique de la Faculté de médecine de Nancy. Extirpation totale du calcanéum. Pas d'autres renseignements. (Rigaud, loc. cit,, 10e fait.)

Obs. — LXXIV. — + Rigaud, avril 1873.

Bouchu (Nicolas), jardinier, 40 à 50 ans, extirpation du calcanéum. Guérison. (Rigaud, Loc. cit., 11e fait.)

M. Rigaud ajoute, à la suite : « Si nous joignons à ces dix cas, celui de notre agrégé, M. Bœckel, nous en comptons onze, sur lequel nombre un seul est mort, c'est le n° 2. Je rappelle que la quatrième fois que je pratiquai cette exarticulation, la lenteur de la guérison, quoiqu'il ne fût survenu aucun accident urgent, décida M. Sédillot à amputer le malade, qui guérit. »

Obs. LXXV. — *S. P.* + + *Régén.* Ollier, 1er juillet 1873.

Marius Bouvier, 15 ans. (V. ch. 3, obs. 19.)

Obs. LXXVI. — *S. P.* + Holmes. 31 janvier 1874.

Garçon, de 14 ans. (V. ch. 3, obs. 20.)

Obs. LXXVII. — *incomplète. S. P.* Trélat, 9 décembre 1874.

Benoît Maltée, 30 ans. (V. ch. 3, obs. 21.)

Obs. LXXVIII. — *S. P.* + + *Régén.* Ollier, 26 décembre 1874.

Joseph Minssieux, 11 ans. (V. ch. 3, obs. 22.)

Obs. LXXIX. — *S. P.* * *Amp.*, Ollier et Gayet de Lyon, 22 février 1875:

Louis Veillaton, 30 ans. (V. ch. 3, obs. 23.)

B. Historique spécial des résections sous-périostées du calcanéum.

D'après nos recherches, Mayer de Vürtzbourg paraît être le premier qui ait pratiqué une extirpation sous-périostée du calcanéum avec l'intention d'obtenir une reproduction de l'os. Le cas n'était pas favorable; il s'agissait d'un homme de 48 ans. On verra l'observation au chapitre suivant. Cette observation date de 1845.

On a prétendu, par erreur, que Rigaud avait fait, en 1844-45, une exarticulation sous-périostée. Cette assertion n'est pas plus fondée que celle qui attribue des reproductions à certains faits de Rigaud. Pour réfuter ces erreurs, nous n'avons qu'à renvoyer au Bulletin de la Société de chirurgie de Paris, 1867, séance du 12 décembre 1866, p. 481. On y lira la lettre dans laquelle Bœckel, pour répliquer à M. Ollier, cite huit cas d'extirpations faites par Rigaud ou par lui, toutes exécutées avec succès, sans que le périoste y ait eu jamais aucune part. « Or, dans ces huit cas, on n'a jamais conservé que des lambeaux de périoste insignifiants et il n'y a pas eu de reproduction osseuse; mais le rétablissement de la forme et des fonctions du pied a été au moins aussi parfait que dans le cas type cité par M. Ollier. » S'il restait encore quelques doutes dans l'esprit, il suffira pour les dissiper de parcourir le mémoire que M. Rigaud lui-même a lu à la Société de chirurgie en 1875. On a donné encore comme résection sous-périostée le cas d'extirpation que fit Robert, en 1852, sur un homme de 58 ans. Et voici sur quelle base on s'est fondé pour émettre cette opinion, nous l'avons déjà dit, sur cette simple phrase :

« Les ligaments et le périoste se détachaient si facilement des os, que je pus les en séparer avec le manche du scalpel » ! Est-ce là la preuve d'une résection sous-périostée méthodique, voulue? L'auteur constate un accident de son opération et voilà tout! Le doute ne peut subsister, lorsqu'on a lu en entier, le travail de Robert, qui ne mentionne jamais le précepte de conserver le périoste. Toutes les résections qu'il a faites ont été exécutées d'après la méthode ancienne ; il n'a conservé de périoste que lorsqu'il n'a pas pu mieux faire, dans les cas de nécrose.

Quant à Hilton, il est incontestable qu'il a fait intentionnellement une résection sous-périostée, en 1855. Après lui, vient Athol Johnson, 1856 ; Langenbeck, deux cas personnels : 1859, 1861, un cas commun, avec Heine et Claus, 1864 ; Lücke, 1864 ; Annandale, deux cas, 1864 et 1867 ; *Ollier, cinq cas personnels* : 1865, 1866, 1867, 1873, 1874, *un cas commun avec M. Gayet*, 1875 ; Lejeal (de Valenciennes) 1868 ; Polaillon, 1869 ; Kappeler, 1870 ; Letiévant, 1872 ; Holmes, 1874 ; Trélat, 1874.

C'est donc M. Ollier qui a fait le plus grand nombre de résections sous-périostées totales du calcanéum. Si, chronologiquement, il n'est pas le premier à avoir fait cette opération, il est incontestablement le premier qui l'ait pratiquée avec une méthode rigoureuse. Le chapitre suivant montrera, en outre, que les plus beaux résultats lui appartiennent. La conclusion s'imposera d'elle-même à tout esprit impartial, non-seulement en faveur de la méthode sous-périostée, mais encore, du procédé qui a le mieux réalisé le but que l'on voulait atteindre, et que l'on doit poursuivre dans toute résection, la reproduction de l'os et le rétablissement des fonctions du membre.

M. le Dr Létiévant vient de faire paraître, il y a peu jours encore, *une note sur un point historique de la résec-*

tion sous-périostée du calcanéum (*In Lyon-Médical*, numéro du 20 février 1876), où il s'efforce de démontrer aux lecteurs du Journal des médecins de Lyon, que la priorité de l'extirpation sous-périostée du calcanéum n'appartient pas à son concitoyen, M. Ollier. Il dépouille de cet honneur le chirurgien lyonnais, dont le nom fera toujours autorité cependant en pareille matière, pour le décerner au chirurgien prussien, Langenbeck; et c'est en s'appuyant sur les faits suivants, « faits visibles, palpables, dit-il, dans lesquels il ne sera pas utile de recourir aux déductions des raisonnements, » que le chirurgien en chef de l'Hôtel-Dieu de Lyon a prononcé son jugement de réhabilitation historique : « Je laisse la parole à M. Langenbeck, » dit-il :

« Les résections sous-périostées datent, en Allemagne, de l'an 1834. Alors Bernard Heyne, à Vürtzbourg, a publié ses résections sous-périostées sur le chien. Textor, de Vürtzbourg, a fait la résection sous-périostée d'une côte sur l'homme, en 1838, avec régénération complète de l'os. Mes premières résections sous-périostées sur l'homme ont été faite à Kiel (Université de Holstein), en 1842 et 1848, dans la première guerre du Schleswig (Petruschvy, Thèse sur les résections.) »

« *La première résection sous-périostée du calcanéum que j'ai faite date de* 1854. En tout, j'ai réséqué le calcanéum quatre fois; deux fois avec régénération complète de l'os, une fois sans régénération; un cas de mort (femme de 70 ans).

« Je crois, » il n'affirme pas, il croit « que le procédé que j'ai suivi pour la résection sous-périostée du calcanéum n'a pas été fait avant moi. — Si c'est possible, je conserve tout le périoste, je laisse le tendon d'Achille en jonction avec le périoste; ce qui n'est pas difficile, quand on détache le périoste avec un levier mousse. »

Quelle est la source de cette citation ? On ne l'indique pas. Cela n'est pas indifférent cependant.

Hillencamp, dont s'autorise encore M. Létiévant, s'exprime ainsi dans son proémium : « Etsi enim chirurgi, qui resectiones fecerunt, non ignorabant, quantum ad regeneranda ossa periosteum valeret, tamen — ni fallor — nemo ante Langenbeck resectionem subperiostalem ossium tarsi suscepit. »

Je suis fâché de me trouver en contradiction avec un maître dont j'ai toujours admiré le savoir. Mais je suis conduit par mes nombreuses et bien laborieuses recherches à une autre conclusion que la sienne, à reconnaître à Mayer, de Vürtzbourg, la priorité de l'extirpation sous-périostée du calcanéum. Outre Mayer (1845), il y a encore avant Langenbeck, Hilton (1855) et Johnston (1856). Langenbeck ne vient qu'au quatrième rang (1859). Si l'on veut accepter la date de 1854, qui est alléguée comme celle de la première résection de Langenbeck, dans la citation dont nous ignorons la source, notre conclusion ne saurait être davantage une confirmation de l'assertion historique du très-honorable chirurgien en chef de l'Hôtel-Dieu de Lyon.

Voyez encore pour la question historique les comptes-rendus de la Société nationale de médecine de Lyon, dans le *Lyon médical*, séances du 22 nov. 1875 au 31 janvier 1876 incl.

CHAPITRE III.

RECUEIL DES OBSERVATIONS D'ABLATION SOUS-PÉRIOSTÉE DU CALCANÉUM.

Obs. I, 1845, Mayer. — Syphylis; périostite et carie centrale du calcanéum gauche; carie de la malléole interne du même côté; extirpation sous-périostée totale du calcanéum; résection de la malléole; guérison pendant deux ans. Récidive sur le tibia gauche; amputation de la jambe; guérison. Mort deux ans après de tuberculose pulmonaire.

« Ma huitième résection fut pratiquée le 9 septembre 1845 sur un cloutier faible, dyscrasique, âgé de 48 ans, H.-W. de Marktbreit. C'était une « excision totale du calcanéum avec résection partielle « du condyle interne du tibia gauche; » au moyen de l'ostéatome. Le malade avait souffert pendant plusieurs années des conséquences d'une syphilis secondaire et, par suite, avait usé de beaucoup de remèdes, mais sans un régime ni une modération convenables. Dans sa quarante-cinquième année, il avait été alité, pour plusieurs années, par une ostéite opiniâtre avec une périostite, du pied gauche, et enfin par une *carie centrale* du calcanéum avec productions ostéophytiques à sa surface ; la carie avait envahi en dernier lieu la malléole interne. Elle s'était montrée, depuis ses premières manifestations ; rebelle à tous les moyens chirurgicaux et antisyphilitiques.

Voulant conserver avec le plus grand soin le périoste, en vue de la reproduction du calcanéum, l'énucléation de cet os volumineux si solidement fixé par de puissants ligaments et qui, dans ce cas, était en outre recouvert à sa surface de végétations osseuses syphilitiques, cette énucléation, disons-nous, ne s'exécuta qu'avec grande peine pour le malade et le chirurgien, tandis que la section de la partie cariée du tibia se fit très-facilement avec l'ostéotome. Il fallut presque trois mois avant que, par l'usage soutenu du roob de Laffecteur, la plaie se cicatrisât, en même temps que l'état général se relevait imparfaitement et que le malade pouvait commencer à se servir de son membre dans une mesure très-restreinte. Pendant longtemps, il ne voulut pas se décider à quitter ses béquilles, ni même à essayer de se tenir debout sans deux cannes. Enfin, après deux ans environ de *convalescence douteuse*, une nouvelle périostite du tiers inférieur du tibia réséqué ramena un processus semblable avec végétations osseuses sous le périoste et des douleurs ostéocopes nocturnes qui nécessitèrent l'*amputation de la jambe*. Cette fois encore la guérison de la plaie chirurgicale se fit en deux mois. Mais les conséquences de la dyscrasie se manifestèrent par des poussées de tubercules pulmonaires dont le patient mourut enfin, encore deux autres tristes années après. » (Notes historiques et statistiques sur 12 resections faites par le Dr A. Mayer, à Wurtzburg. In Deutsche Klinik, 1856, p. 200.)

Obs. II, 1855, Hilton. — Cas de maladie du calcanéum; os enlevé; os reproduit.

« En 1855, j'ai enlevé presque tout le calcanéum sur un jeune malade, en faisant une incision le long de la partie postéro-externe du pied. *J'ai pris soin de laisser le périoste aussi complètement que possible, et de ne pas endommager les surfaces granuleuses du voisinage, et spécialement de ne pas toucher à l'épiphyse du calcanéum.*

(Ici se trouve intercalée l'esquisse de l'état du pied quelque temps après l'opération.)

J'ai revu le malade depuis que ce dessin a été fait. Le pied est entièrement consolidé et guéri, mais il n'est pas aussi parfaitement développé que du côté sain, quoiqu'il semble cependant être tout à fait aussi bon que l'autre. Il est dur et solide; il n'est pas douloureux à la pression, et l'os paraît avoir été complètement reproduit.

Il est donc bien vrai qu'il est très-important de ne pas porter atteinte au périoste ni aux granulations qui entourent les portions nécrosées ou cariées des os. (Hilton, cours de lectures, etc. *The Lancet*, t. II, p. 671, 1862.) (V. ch. 1, p. 24).

Obs. III, 23 juin 1856, Athol Johnson (cas 2 du mémoire). — Résection sous-périostée; guérison durable.

« Elisabeth B., âgée de 9 ans, fut admise, le 11 juin 1856, dans le service de M. Athol Johnson. Il y avait autour du talon gauche trois ou quatre ulcères qui, au dire des parents, existaient depuis environ six mois, et avaient été précédés de douleurs au bas du talon, douleurs s'irradiant vers les malléoles. Les fistules furent agrandies. Un érysipèle s'en suivit et il resta, de chaque côté du talon, un large ulcère à aspect phagédénique.

Le 23 juin, la malade fut chloroformisée; des incisions mirent à nu la surface externe du calcanéum qui était rugueuse et cariée dans toute son étendue. Des portions d'os furent emportées avec la gouge; mais toute la masse étant affectée, l'os entier fut extrait morceau par morceau. Les articulations calcanéo-cuboïdienne d'un côté et astragalo-calcanéenne de l'autre, étaient saines, ainsi que les os.

L'opération fut suivie de beaucoup de fièvre et d'un érysipèle peu grave. Le 4 juillet, éruption de rougeole qui se termina heureusement. Le 9 juillet, un abcès se forma et fut ouvert au côté interne du cou-de-pied. La malade trouva du soulagement dans la suspension du membre. Elle fut renvoyée le 15 septembre, trois mois après l'opération, la plaie n'étant pas encore guérie.

J'ai dit plus haut le résultat final. »

Voici ce qu'a dit plus haut le narrateur. Après avoir rapporté les objections de Holmes contre les résections sous-périostées et les railleries que ce chirurgien décoche contre les crédules partisans de cette méthode, il ajoute, à propos de l'observation ci-dessus qui a été pratiquée suivant la méthode sous-périostée, dans l'espoir et le but d'obtenir une reproduction osseuse :

« M. Holmes fit observer qu'ayant eu de fréquentes occasions d'examiner le pied de la jeune Elisabeth B..., il ne pensa jamais qu'aucune reproduction osseuse eût eu lieu. En tout cas, s'il y en avait une, elle était si minime, qu'elle n'exerçait aucune influence ni sur la forme, ni sur l'utilité du pied. » (*Medical Times and Gazette*, t. II, p. 357, 1862.)

Obs. IV, juin 1859, Langenbeck. — Extraction sous-périostée du calcanéum; guérison avec régénération osseuse parfaite.

Léonore Winterhalter, âgée de 9 ans, Pétropolitana, était d'une complexion débile depuis son enfance et avait été souvent atteinte d'engorgements ganglionnaires. Au mois de janvier 1858, elle éprouva une inflammation douloureuse du pied droit qui lui enleva l'usage de cet appendice. Au mois de mai de la même année, un abcès s'ouvrit et fournit ensuite continuellement une suppuration très-active et abondante. Le mois suivant, la malade vint à la clinique. Ces suppurations prolongées l'avaient anémiée et livrée en proie à une fièvre hectique et nevro-adynamique. Le pied droit était tuméfié dans toute l'atmosphère du calcanéum et avait un peu l'apparence d'un varus équin avec un certain degré de rotation en dehors. L'articulation tibio-tarsienne était également tuméfiée, fluctuante, mais cependant la mobilité du pied n'en était pas interdite. Sur le bord externe du pied, il y avait une fistule très-apparente qui répondait à l'extrémité antérieure du calcanéum. Le stylet pénétrait profondément dans l'os. Les téguments, violemment enflés, étaient rouges et infiltrés.

La résection sous-périostée du calcanéum fut pratiquée par Langenbeck, au mois de juin 1859. Par la fistule, on fit une incision sur tout le calcanéum jusqu'à l'os ; cela fait, le périoste très-épaissi fut d'abord décollé par ses faces inférieure et postérieure, jusqu'à la face supérieure, puis jusqu'à la face articulaire, au moyen d'élévatoires, et l'os malade, divisé en trois parties, fut extirpé. La face articulaire inférieure de l'astragale, qui paraissait également à nu, fut enlevée à l'aide d'un fort scalpel. La plaie cutanée fut réunie par suture, à l'exception de la première fistule, et le pied enveloppé d'un bandage en gutta-percha fenêtré, puis la plaie recouverte d'une vessie de glace. L'hémorrhagie fut extrêmement faible.

Il n'y eut pas de réaction fébrile, et la fréquence du pouls, qui avant l'opération, était de 150 pulsations à la minute, descendit, au bout de peu de jours, à 100. Le sommeil et l'appétit s'améliorèrent de jour en jour, et la débilité nerveuse s'évanouit. Déjà au cinquième jour, la plaie était close, moins une fistule ; on enleva donc les points de suture.

Le pied fut placé pendant quatorze jours (excepté la nuit) dans des bains tièdes, et lorsque la suppuration et la tuméfaction eurent disparu, le malade prit un bain local quotidien. Au commencement du mois d'août, la fistule était guérie, à l'exception d'un petit point granuleux et comme la régénération des os paraissait parfaite, la jeune fille, très-bien guérie, partit de Berlin pour se rendre aux eaux de Kreuznach. En automne de l'année 1860, lorsqu'elle revint des eaux à Berlin, non-seulement la mobilité du pied était aussi normale que possible, mais encore le calcanéum était entièrement régénéré et ne différait en rien de l'autre ni pour la forme ni pour la solidité, et enfin le fonctionnement du pied était parfait. » (Traduit du texte même de la thèse de Hillencamp. *De resectione ossium tarsi subperiostali.* Berolini 1862). (V. ch. 1, p. 25.)

Obs. V, 4 décembre 1861, Langenbeck. — Résection sous-périostée du calcanéum et du cuboïde en totalité; résection partielle de l'astragale; guérison complète avec régénération parfaite de ces os.

« Augusta Pielenz, jeune fille de 11 ans, fille d'un meunier, contracta, dix semaines avant son entrée à l'hôpital, une grave inflammation des os du tarse de chaque pied, plus accusée cependant à droite qu'à gauche. Grâce à des cataplasmes chauds et autres soins appropriés, l'inflammation du pied droit fut conjurée. Quant au pied gauche, il devint le siége d'une abondante suppuration à laquelle on donna issue par de nombreuses incisions. Lorsque cette jeune fille, amaigrie, pâle, à peau diaphane, fut admise à la clinique, la région tarsienne gauche était considérablement tuméfiée, et la peau qui la recouvrait était rouge et tendue. Un stylet, introduit dans plusieurs fistules, permettait de constater l'état de mollesse du calcanéum, de l'astragale et du cuboïde et de porter le diagnostic carie. Le mal résistant à tous les agents pharmaceutiques et la suppuration augmentant de jour en jour, on jugea indiqué de pratiquer la résection des os malades. Après avoir relevé les forces de la jeune fille, à l'aide de toniques, de bains et autres moyens, le baron de Langenbeck fit, à l'hôpital, l'opération, le 4 décembre 1861. L'anesthésie étant faite, on incisa tout d'abord les parties molles, de manière à avoir une incision commençant à un pouce au-dessous du milieu de la malléole externe, se dirigeant en ligne droite, parallèlement à l'axe du pied, vers les orteils, et réunissant deux fistules qui conduisaient sur le calcanéum et le cuboïde. Mais afin de dénuder complètement les os, il parut nécessaire de conduire une autre incision, longue d'environ un pouce, perpendiculairement sur la partie antérieure de l'incision horizontale.

Ensuite, après avoir disséqué le périoste avec grand soin de la substance osseuse cariée, au moyen de raspatoires et d'élévatoires, le calcanéum fragile en sa totalité, tout le cuboïde malade et la partie inférieure de l'astragale furent extirpés sans difficulté *per elevatorium scalprumque* (ciseau). Cela fait, Langenbeck s'étant assuré que tous les os malades étaient enlevés, remplit cette cavité de grandeur extraordinaire avec des bourdonnets de charpie et réunit la partie horizontale de l'incision par des points de suture métallique. Immédiatement après, un bandage plâtré fut appliqué des orteils au milieu de la jambe.

Le lendemain on pratiqua une fenêtre à cet appareil, et lorsque l'extrémité arrosée d'une solution de résine dammar, ne fut plus perméable, on plaça le membre dans un bain d'eau à la température de 28°. La fièvre qui avait été vive pendant plusieurs jours après l'opération, diminua peu à peu et la plaie fournit bientôt un pus louable. La jeune fille dormait et avait de l'appétit. Aussi, lorsqu'on enleva les points de suture au dixième jour, trouva-t-on l'incision horizontale réunie par première intention. Lorsque, au bout de trois semaines, les autres parties de la plaie, à l'exception des fistules, furent cicatrisées et fermées, la carapace imperméable fut enlevée. Il s'écoulait encore assez de pus des fistules par lesquelles le stylet pénétrait à une profondeur d'un pouce et demi dans une cavité assez pleine de granulations. En aucun point cependant, la sonde ne rencontrait de surface osseuse dénudée. L'état général était, du reste, excellent. La guérison paraissait donc marcher très-bien, lorsque dans la huitième semaine après l'opération, la malade fut mise à toute extrémité par une pleuro-pneumonie violente et soudaine. Mais, au bout de deux semaines et demie, cette complication disparut, grâce à un traitement approprié, et les forces de la jeune fille débilitée par cette atteinte se relevèrent, au moyen de fortifiants et de bains, si vite, que déjà deux semaines après, elle pouvait rester tout le jour debout. Déjà dès la quinzième semaine après l'opération, on pouvait sentir un nouvel os sur toute l'étendue de la plaie. Le stylet rencontrait, dans les fistules béantes encore et profondes d'un pouce et demi, de larges granulations, sans le moindre indice de séquestre. Lorsque au commencement du mois de juillet 1862, la mère vint voir sa fille à la Clinique, elle eut de la peine à la reconnaître, tant elle avait changé, tant elle avait recouvré de forces. Les fistules étaient presque bouchées, il n'y avait plus de suppuration, et, sur toute l'étendue de l'ancienne plaie, les os s'étaient reproduits dans des conditions si parfaites, qu'ils ne le cédaient en rien pour la solidité à aucun os. Sauf une légère intumescence, la forme du pied était normale, et comme le pied opéré n'était pas plus court que l'autre, la jeune fille pouvait marcher avec la plus grande facilité. »

(Traduction du texte même de la thèse de *Hillencamp*, *De resectione ossium tarsi subperiostali*, Berolini, typis expressit Gustavus Lange, 1862.) (V. ch. 1, p. 26.)

Obs. VI, 24 mai 1864, Heine, Claus et de Langenbeck. — Extirpation sous-périostée du calcanéum à la suite d'une fraction comminutive de cet os par projectile de guerre.

« Le blessé, soldat prussien, avait reçu, le 8 avril 1864, un coup de feu à la face inférieure du talon droit. Il y avait deux ouvertures, l'une au talon, l'autre presque au milieu de la plante du pied. Le calcanéum avait été broyé. Le blessé avait été transporté à Flensburg et, là, reçu au Lazareth Amsthaus, dans le service du Stabartz Claus. Une suppuration de mauvaise nature s'étant établie avec fièvre vive et tuméfaction considérable, et ces phénomènes persistant sans amélioration, on procéda à l'*extirpation sous-périostée de l'os*, le 24 mai, après s'être bien rendu compte de l'étendue de la lésion osseuse et après avoir fait une incision jusqu'à l'os, d'un orifice à l'autre, sur la ligne médiane de la plante du pied et après avoir constaté que le calcanéum était seul malade. L'opérateur était M. le Stabartz Claus; nous l'assistions, le Generalartzt von Langenbeck et moi. A droite et à gauche de cette incision profonde, les deux lambeaux furent détachés avec le périoste du calcanéum, au moyen du pied de biche, et le décollement fut achevé en partie avec cet instrument, en partie avec le bistouri, sur les deux côtés, en haut, et sur la face inférieure de l'os, ce qui n'exigea pas peu de peine. La plus grande difficulté se présenta lorsqu'il fallut diviser les appareils d'union articulaire entre l'astragale et le calcanéum, par en bas ; après des tentatives réitérées, le Generalartzt de Langenbeck y arriva, pendant que le Stabarzt Claus tenait le calcanéum avec les ténailles à résection et le luxait le plus fortement possible en dedans. Enfin, on ouvrit l'articulation calcanéo-cuboïdienne et le calcanéum fut entièrement dégagé. Une multitude d'artérioles donnaient du sang. Le tissu induré, infiltré, dans lequel elles se trouvaient, empêchait de les saisir. On se rendit maître de l'hémorrhagie en tamponnant la cavité et en suturant, par dessus, les lèvres de la plaie, pour augmenter la compression. La chloroformonarcose avait été extraordinairement mauvaise.

« Dans les premiers jours après l'opération, survint une inflammation phlegmoneuse de tout le pied, prononcée surtout au bas de cet organe. Le 29 mai, on mit le pied dans un bain prolongé ;

mais, dès le 2 juin, il fallut l'en retirer à cause de l'augmentation de la tuméfaction et de la rétention du pus. Une suppuration très-profuse s'étant établie, on fit une grande incision sur le dos du pied. Les jours suivants, le malade prit une angine. Le 20 juin, il fallut faire de nouvelles incisions. Le pied commença à diminuer de volume et l'amélioration fit du progrès; la plaie opératoire se rétrécit à vue d'œil ; on put bientôt constater une *riche néoformation osseuse*. L'état général du blessé se releva visiblement. Le 7 août, il fut évacué sur Altona, avec une plaie presque entièrement cicatrisée. Il avait déjà commencé à essayer de marcher. Le pied avait conservé presque entièrement sa forme normale. La place qu'avait laissée vide le calcanéum extirpé, était complètement comblée par une masse osseuse nouvelle à contours rappelant l'ancien os. Que la grande cicatrice de la plante du pied soit en état de supporter longtemps la pression du corps dans la marche, l'avenir peut seul nous l'apprendre. » (Die Schussverletzungen der unteren Extremitäten, nach eigenen Erfahrungen aus dem letzten Schleswig-Holsteinschen Kriege, von Dr C. Heine. In *Archiv. für Klinische chirurgie*, von Dr von Langenbeck, 7 bd., 3 Heft, p. 622, 1866.) (V. ch. 1, p. 26).

Obs. VII, 2 août 1864, Lücke. — Coup de feu dans le calcanéum ; résection de cet os ; guérison.

« Auguste Riep, du 24e régiment, blessé le 29 juin 1864. La balle avait traversé le calcanéum de dehors au dedans, juste au travers du sustentaculum de l'astragale (petite apophyse, ou apophyse interne du calcanéum). Des fragments d'os furent immédiatement enlevés et le malade fut placé dans un bain froid permanent. Les premiers quatorze jours, le malade se porta très-bien ; mais ensuite, la fièvre se déclara, l'appétit diminua et de la tuméfaction apparut dans le voisinage de la plaie. Un phlegmon se forma tout autour des malléoles. On donna issue au pus par de nombreuses incisions. Un frisson violent avec sueurs survint. Ce frisson ne se renouvela pas par la suite. Diarrhée, vomissements, tuméfaction totale de la jambe et du pied. Examen pendant l'anesthésie au chloroforme, qui permet de constater que l'articulation tibio-tarsienne est libre, et que très-probablement l'astragale est malade. Bandage ouaté après des incisions multiples. De temps en temps on extirpait des séquestres, mais la guérison n'avançait pas. Le calcanéum présentait une grande surface rugueuse et était visiblement la source du mal. En conséquence, tout ce qui existait encore du calcanéum fut enlevé, le 2 août, par la *méthode sous-périostée,* à l'aide d'une incision unciforme, parallèle au contour du talon. La face inférieure de l'astragale était couverte de granulations, et il ne restait rien du sustentaculum tali. Bientôt après cette opération, qui ne fut pas sanglante, éclata un frisson. Peu à peu les choses allèrent mieux et, lorsqu'on eut fait, le 15 août, un bandage plâtré, la guérison marcha plus rapidement encore. On enleva ensuite l'appareil plâtré et on laissa quelque temps le pied sans bandage; mais on se hâta de l'y replacer, dès qu'il y eut menace de pied équin.

J'ai vu l'opéré en décembre, à Berlin : une certaine quantité d'os s'était reformée; le blessé s'était encore peu servi de son pied et, par suite, les muscles de la jambe étaient très-faibles. La position du pied était bonne, le talon était seulement un peu plat. On avait fabriqué au malade une botte munie de deux attelles latérales, à l'aide de laquelle il marchait sans bâton. Je suis persuadé que bientôt il pourra marcher sans cette botte. » (Kriegschirurgische Aphorismen aus dem zweiten Schleswig-Holsteinschen Kriege, im Jahre, 1864, Von Dr Albert Lücke. In *Archiv. für klinische Chirurgie von Langenbeck,* 7. Bd., 1, H., p. 129, 1865.)

Heine dit à propos de ce cas : « Lücke a communiqué un second cas d'extirpation sous-périostée du calcanéum dans lequel il a exécuté cette opération avec succès. La régénération osseuse doit avoir été assez abondante, et la marche s'être accomplie assez facilement plus tard. » *Arch. de Langenbeck,* 7 Bd., 3, H., p. 622, 1866.) (V. ch. 1, p. 26.)

Obs. VIII, 1864 (?), Annandale (*Edin. med. Journ.*, déc. 1865, p. 567).

Annandale extirpa, chez un homme qui présentait une cavité causée par une carie à la partie postérieure de son calcanéum, et chez qui la pourriture d'hôpital avait détruit les téguments du talon, extirpa, disons-nous, cet os un peu augmenté de volume, en conservant le périoste. Il se servit, pour détacher le périoste avec le lambeau cutané adhérent, des instruments de Langenbeck. Le résultat fut une guérison durable. (E. Gurlt, *Iahresbericht für* 1863-1865, p. 920. *In Archiv.* de Langenbeck, 8 bd., 2 et 3 H., 1868.)

Obs. IX, 1er janvier 1865, Ollier (obs. XXXVI du 2e vol. du Traité de la Rég. des os). — Résection des deux tiers postérieurs du calcanéum, exécutée après diverses opérations (cautérisation et évidement), portant sur les os du tarse ; reproduction d'un calcanéum plus court que le calcanéum normal, mais assez saillant pour le rétablissement complet des fonctions du pied.

« Anna Cat, âgée de quinze ans, née à Chambéry, entrée pour la première fois à l'Hôtel-Dieu de Lyon, dans notre service, le 4 avril 1864.

La jeune malade, qui est des plus intelligentes, raconte qu'elle n'a jamais eu de maladies graves ; elle mentionne seulement des douleurs ayant affecté à plusieurs reprises diverses articulations. Les articulations tarso-métatarsiennes sont le plus particulièrement le siége de ces douleurs, attribuées par la malade à la fatigue que lui causait l'étude de l'harmonium. Elle demande à être guérie par un autre moyen que l'amputation d'une affection chronique du pied, sur laquelle elle fournit les renseignements suivants:

Il y a onze ans qu'elle commença à souffrir ; les douleurs, d'abord intermittentes, la forçaient à suspendre complètement la marche pendant leur période d'accès. Le gonflement du pied en masse se manifestait ensuite ; dès le début, il fut plus marqué sous la malléole interne que sous celle du côté opposé. La première fistule eut lieu à l'âge de sept ans, à la suite d'un mouvement fébrile ; cette fistule fournit un écoulement de pus abondant, puis une série d'abcès se formèrent à partir de ce moment jusqu'à aujourd'hui ; la malade évalue leur nombre à cinquante environ. La marche était devenue impossible, et c'est à peine si la malade pouvait de temps à autre appuyer le pied sur le sol. Lors de son entrée à l'hôpital, elle affirme qu'elle n'a plus marché sans béquilles, depuis l'âge de sept ans. L'état général s'est ressenti de la lésion locale ; perte de forces : amaigrissement très-notable, teint pâle, perte d'appétit, digestions pénibles ; l'auscultation, pratiquée avec le plus grand soin, ne fait découvrir aucune lésion pulmonaire.

A son entrée, le pied est volumineux, très-gonflé, les téguments sont tendus, blafards ; la peau est percée çà et là de fistules multiples fournissant du pus ; en d'autres points, se trouvent des cicatrices fistuleuses. Le stylet pénètre dans les articulations tarso-métatarsiennes, aussi bien que dans l'articulation calcanéo-astragalienne.

La malade est soumise, sans succès pour l'état local, à un traitement tonique général, pendant deux mois. Au bout de ce délai, nous nous décidons à intervenir.

1re *Opération.* — Agrandissement et réunion des trajets fistuleux au moyen d'incisions appropriées pour pénétrer dans les articulations. Evidement et cautérisation des surfaces articulaires et des points cariés. Avec la gouge, on enlève toutes les portions ramollies et fongueuses, et le pied est traversé de part en part dans son sens transversal par le cautère actuel. Quelques points cariés du calcanéum sont soumis au même traitement.

Le cautère actuel avait créé dans les os du pied une espèce de tunnel, où le doigt entier pouvait s'engager, allant de l'articulation cuboïdo-métatarsienne à l'articulation cunéo-scaphoïdienne.

Après cette opération, réaction vive, douleurs intenses dans le pied, sans aggravation de l'état général.

Enfin, la plaie se déterge, et au bout d'un mois et demi, le tunnel, qui permettait de voir le jour à travers le pied, se comble et se cicatrise définitivement. La malade retire un bénéfice réel de cette opération ; les douleurs disparaissent, l'état général s'améliore, mais la malade ne peut utiliser son membre pour la marche. L'arrière-pied reste gonflé, tendu, et des fistules persistent au niveau du calcanéum : Cet état continua jusqu'au 1er janvier 1865, où nous crûmes devoir intervenir à cause des lésions localisées dans le calcanéum, qui restaient toujours stationnaires.

2e *Opération.* — On pratique à la face externe du talon une incision curviligne, remontant le long du côté externe du tendon d'Achille. On y joint deux petites incisions perpendiculaires, au niveau des trajets fistuleux. Le tendon d'Achille est rejeté en arrière avec la peau qui le recouvre. L'incision périostique est pratiquée sur la surface externe du calcanéum qu'on dénude avec la sonde-rugine. On enlève les deux tiers postérieurs du calcanéum sans avoir besoin de la scie ; l'os se brise sous l'effort du davier, à la réunion du tiers antérieur avec les deux tiers postérieurs. On continue ensuite l'opération avec la gouge, et l'on évide l'articulation calcanéo-astragalienne, ainsi que le tiers antérieur du calcanéum. Cette portion osseuse fut ainsi réduite de plus de moitié, il ne reste d'intacte que la portion interne, petite apophyse du calcanéum.

Les suites de l'opération furent très-simples; il n'y eut que peu de réaction; quelques douleurs se réveillèrent dans les points qui avaient été le siége de la première opération; un petit séquestre fut éliminé par une des fistules existant autrefois au niveau du cuboïde.

Une mèche placée dans la plaie, pour empêcher la cicatrisation cutanée, et des pansements ordinaires, constituèrent tout le traitement consécutif. La cavité alla de jour en jour se comblant par un tissu dur.

Le 22 novembre, la malade est complètement guérie. Le pied opéré est plus court de 18 millimètres que le pied du côté sain; il est plat, mais il n'y a pas d'excavation au niveau du talon. Il n'y a que peu de saillie du calcanéum en arrière, la face postérieure du nouveau talon se continue presque avec le plan général de la jambe.

Toutes les fistules sont fermées depuis longtemps. La marche est possible et facile, sans béquille ni bâton; les mouvements d'extension sont libres, les mouvements de flexion plus gênés. Le tendon d'Achille est implanté sur le nouveau calcanéum. Le talon reconstitué sert parfaitement pour la marche. Toute la face plantaire touche le sol; le pied est plat, nous l'avons dit, *mais nous devons faire remarquer que c'est là une conformation naturelle, puisque celui du côté sain présente cette disposition, à un degré très-prononcé.*

La malade présentée ce jour-là à la Société de médecine, avait fait, sans soutien aucun, une promenade de 4 kilomètres.

Nous avons revu la malade récemment, en avril 1866. Les fonctions du pied se sont encore améliorées. La forme est ce qu'elle était six mois auparavant, mais la saillie osseuse du talon est plus distincte, plus large, et c'est sur elle que porte évidemment le poids du corps dans la station.

Il nous semble rationnel d'admettre que le frottement du talon et le fonctionnement du membre ont entretenu, dans le tissu nouveau, une irritation efficace.

Des renseignements récents, fournis par les docteurs Dennarié et Chevalhat de Chambéry (1er décembre 1866), confirment le parfait usage du membre. Nous avons montré le moule du pied de cette opérée à la Société de chirurgie, dans la séance du 21 novembre. Le calcanéum nouveau ne fait pas en arrière plus de saillie que ne le montre la figure 34; mais la tubérosité inférieure est plus marquée, ce qui diminue la platitude du pied. » (Ollier. Tr. exp. et cl. de la Rég. des os, t. 2, p. 274 et 511.) (V. ch. I, p. 26.)

Obs. X, 29 juillet 1866, Ollier (obs. XXXVII du vol. II du Traité de la rég.). — Carie du calcanéum, fistules multiples; évidement; résultat nul. Extirpation totale du calcanéum; bon résultat immédiat. Opération trop récente pour apprécier le travail de régénération. Conservation de la saillie du talon et de la voûte plantaire.

« A..., Vieux, trente-six ans, entre le 20 mars 1866; ostéite suppurée du calcanéum, fistules à la face externe. Le stylet pénètre dans l'intérieur de l'os; pas de séquestre mobile. Symptômes inquiétants du côté de la poitrine, non caractérisés cependant; expiration prolongée à droite. Evidement partiel du calcanéum le 20 mai.

L'évidement n'ayant pas modifié l'état de la partie malade, et de nouvelles fistules s'étant ouvertes, nous pratiquons, le 29 juillet 1866, l'ablation complète par le procédé que nous avons décrit.

Examen de la pièce pathologique.—Le calcanéum est très-friable; il est atteint d'ostéite raréfiante; il est gros dans certains points, fongueux dans d'autres. La cavité résultant de l'évidement n'est pas comblée par du tissu nouveau; elle est remplie de fongosités, sans couches osseuses de nouvelle formation. Elle a de 15 à 22 millim. dans ses différents diamètres. A sa paroi interne, existe une portion nécrosée, prête à se détacher, de 6 à 8 millim. de large et de 15 de long. Le cartilage des facettes articulaires est peu altéré; il est cependant coloré en rouge par imbibition. Le tissu osseux sous-jacent est raréfié, et ses vacuoles remplies d'une moelle violacée.

15 octobre : le vide laissé par l'ablation de l'os est presque complètement comblé; le talon est dur et résistant, sans qu'on puisse encore affirmer cependant qu'il y ait du tissu osseux. La plaie est remplacée par une cicatrice fortement déprimée, au centre de laquelle est une dépression plus profonde, suppurant encore. C'es le reste de la cavité laissée par l'ablation de l'os qui peut recevoir à peine le bout du petit doigt.

Mais le résultat est remarquable par la conservation de la forme du talon. La saillie postérieure est diminuée, mais sa saillie inférieure est conservée à un degré suffisant pour empêcher que le pied ne touche le sol par toute sa face plantaire; la voussure normale persiste, et, bien qu'on puisse s'attendre à une légère diminution de cette saillie, une fois la cicatrisation complète, il y a tout lieu d'espérer un excellent résultat définitif, si la lésion thoracique n'y met pas obstacle. Quand on presse sur le talon, on reconnaît qu'il forme une saillie très-résistante, qui ne s'affaisse pas. En faisant reposer le pied par terre, on peut introduire le doigt sous la convexité de la voûte plantaire,

Le résultat se perfectionne de jour en jour; la région calcanéenne, qui était encore tuméfiée au moment où la figure 35 a été dessinée, s'est réduite (5 décembre 1866, dans son diamètre antéro-postérieur, mais la cambrure de la région plantaire est toujours aussi marquée. Le talon s'est rétréci latéralement, mais l'ensemble du pied a une forme plus régulière qu'il y a deux mois.

Le tissu nouveau qui remplit le vide laissé par l'ablation de l'os, peut difficilement être apprécié à travers la peau. On sent, en haut et en arrière, sur le point où s'implante le tendon d'Achille, une masse dure, ostéoïde, sur laquelle est mobile le segment inférieur du talon, c'est-à-dire la partie au-dessous de la cicatrice. Il est probable qu'il n'y a encore qu'une masse fibreuse avec noyaux osseux disséminés.

Nous ferons remarquer le lieu qu'occupe le tissu ostéoïde, on le sent au niveau de l'implantation du tendon d'Achille. Nous avons constaté ce fait plusieurs fois dans nos expériences, c'est-à-dire l'ossification précoce, au niveau des tendons et, la prolongation de l'ossification dans leur intérieur. C'est à ce niveau aussi que nous avons trouvé des noyaux osseux dans l'autopsie de l'observation XXXVIII.

Quoique les muscles soient très-atrophiés, le tendon d'Achille agit sur cette masse. Quand le malade presse contre un corps résistant avec la saillie métatarsienne, on sent le triceps sural se contracter très-nettement, malgré l'atrophie de sa partie musculaire. Si l'effort est longtemps prolongé, le malade accuse une légère douleur au niveau de la masse ostéoïde que nous avons signalée.

L'état général s'est amélioré sous l'influence d'un traitement arsénical.

Le malade marche avec des béquilles, place le pied par terre, mais ne peut encore s'appuyer solidement.

Au point de vue opératoire, le résultat de notre incision latérale externe est on ne peut plus satisfaisant. La fig. 35, AA, en montre les limites et les dimension relatives.

La cicatrice ne pourra jamais gêner la marche. » (Ollier, *Loc. citat.*, vol. 2, p. 279 et 511.). Voici la suite inédite de cette observation. Au bout de 15 mois, le malade fut en état de marcher sans soutien et de reprendre son travail, résultat que les mauvaises conditions générales ne permettaient pas d'espérer.

Dans l'hiver de 1867-68, la lésion pulmonaire fit de grands progrès, et le malade fut obligé de rentrer à l'hôpital. Il en sortit en été pour reprendre ses occupations habituelles, qu'il a continuées jusqu'à sa mort.

Rien de particulier à signaler pour le talon, si ce n'est un petit abcès qui survint au commencement de l'hiver 1868-69 ; à cette époque, la phthisie pulmonaire reprit sa marche un moment ralentie et, après des alternatives de calme et d'exacerbation, elle emporta le malade, en mars 1869.

Quelque temps avant la mort, le coude droit était devenu le siége d'une arthrite commençante.

Autopsie. — (*a*) *Poumons.* — Sommets criblés de tubercules et de cavernes.

(*b*) *Pied.* — Le talon ne présente pas de tuméfaction inflammatoire, malgré l'apparition de l'abcès qui était survenu quelques mois avant la mort et la persistance d'un suintement séro-purulent qui revenait de temps en temps. Rien de saillant ne s'était passé dans la région opérée.

Les os des articulations du pied étaient sains.

En disséquant le talon, on constata une régénération très-incomplète de l'os. Il y avait à la partie postérieure, au niveau du tendon d'Achille, une masse osseuse formée par un conglomérat de petits noyaux osseux, distincts, indépendants, et de la grosseur d'un grain de blé. Ce conglomérat mesurait 2 centim. de long sur un de large, et 7 à 8 millim. d'épaisseur.

Quelques points ossifiés se continuaient dans le tendon d'Achille. De la partie postérieure du talon partait une bande fibreuse épaisse qui allait se souder en avant et en dehors au cuboïde, en dedans à l'astragale et au scaphoïde. Des noyaux osseux disséminés dans cette bande lui donnaient assez de consistance, surtout en dehors, où elle se continuait avec le cuboïde. Cette bande ostéo-fibreuse, épaisse de près d'un centimètre, à l'état frais, se réduisi de plus de moitié par la dessiccation. Quand elle fut désséchée, on put distinguer très-nettement les noyaux osseux disséminés que le toucher avait fait constater.

L'imperfection de cette reproduction s'explique par l'altération de la nutrition du malade et les progrès dela tuberculose. Bien que le malade ait pu reprendre son travail pendant un an, il n'a pas été possible d'étudier le fonctionnement du pied ; car il ne vint jamais voir M. Ollier, tant qu'il se porta bien. (V. ch. I, p. 34.)

Obs. XI, décembre 1866, Giraldès. — Ablation d'un calcanéum par la méthode sous-périostée.

Dans la séance du 27 février 1867, M. Giraldès a présenté à la Société de chirurgie de Paris, un jeune enfant auquel il a pratiqué l'ablation du calcanéum, par la méthode sous-périostée. « Le malade a été opéré en décembre dernier ; il marche bien et il est incontestable, dit la rédaction du bulletin, que des productions nouvelles ont rempli l'os qui a été enlevé en totalité, ainsi qu'on peut en juger par la pièce pathologique mise sous les yeux de la société. »

Dans la discussion qui suivit cette présentation, M. Lefort objecta à M. Giraldès, qu'il eût été difficile d'enlever le calcanéum de son enfant autrement qu'en conservant le périoste, et M. Perrin se joignit à M. Lefort, pour repousser le fait de Giraldès en tant que preuve à l'appui de l'importance des résections sous-périostées. « Quand une maladie a pour conséquence d'isoler les os de leur périoste, la reproduction est en quelque sorte fatale après l'ablation de l'os nécrosé ; c'est ce qui est arrivé pour le malade de M. Giraldès. La vaste excavation qui a succédé à l'extraction du calcanéum s'est comblée par des tissus plus ou moins durs, mais on n'est point en droit de dire que c'est une régénération modèle. »

M. Verneuil, au contraire, trouva le fait de Giraldès « aussi démonstratif que possible; le calcanéum est reproduit, il serait même impossible de soupçonner qu'une opération aussi radicale a été pratiquée sur le pied de cet enfant. » (Bulletin de la Soc. de chir. de Paris, séance du 27 fév. 1867, t. 8, 1868.) (V. ch. I, p. 27.)

Obs. XII, 5 sept. 1867, Lehmann de Polzin. — Carie des os du tarse suite d'une piqûre d'aiguille; extirpation sous-périostée totale et simultanée du calcanéum, de l'astragale et du scaphoïde. Guérison avec régénération osseuse et récupération des fonctions du pied.

« Briesenmeister, ouvrier de Gutsdorf, âgé de 40 ans, souffrait depuis deux ans avant son entrée à *Johanniter Krankhaus zu Polzin*, d'une vive inflammation des os du tarse, qui avait succédé à la piqûre profonde, dans la plante du pied, d'une aiguille et qui avait dégénéré en carie rebelle à tous les moyens employés. Sur sa demande, le 18 juin 1867, il fut reçu à l'hôpital sus-nommé. Il présentait alors une tuméfaction considérable, surtout dans la région tarsienne et trois fistules suppurantes. La première de ces fistules, située à un pouce en avant et au-dessous de la malléole externe, laissait parvenir la sonde sur la face externe du calcanéum ; la seconde, située à un pouce au-dessous de la malléole interne, conduisait sur le sustentaculum astragalien et la partie correspondante de l'astragale; la troisième enfin, située à la face postérieure du talon menait sur la face postérieure du calcanéum. Sur tous les trois côtés, on sentait un os rugueux, très-friable dans lequel la sonde pénétrait avec une grande facilité. L'articulation tibio-tarsienne était presque immobile. Le malade qui, depuis plusieurs années déjà, souffrait d'emphysème pulmonaire ne pouvait plus dormir ni manger depuis longtemps, à cause de la violence de la douleur ; il était devenu maigre et misérable, il avait tous les soirs une fièvre assez forte.

Pour toutes ces raisons, je considérai l'ablation de l'os malade comme indiquée, d'autant plus que l'absence de tuberculose permettait d'espérer un succès durable, analogne à celui de la série de résections combinées que j'avais faites avec le plus grand succès sur le carpe et le tarse. Après avoir fait de vains efforts pour améliorer l'état général, je procédai le 5 septembre à l'opération que voici :

Le malade étant sous l'influence du chloroforme, je la pratiquai de la manière indiquée ci-dessus, en faisant une incision horizontale sur le bord inférieur des faces externe, postérieure et interne du calcanéum, à partir de l'articulation calcanéo-cuboïdienne, jusqu'à un point situé à deux pouces au-dessous de la malléole interne. Après quoi, j'ai coupé les parties molles jusqu'à l'os, puis j'ai dénudé la surface du calcanéum (en décollant le périoste avec les parties molles) et ensuite, j'ai dégagé de la même manière la partie supérieure de cet os. Après m'être convaincu que tout l'astragale était aussi friable, je continuai le décollement sous-périosté sur les faces interne, postérieure et externe de l'astragale jusqu'à l'articulation tibio-tarsienne, que j'ouvris et désarticulai successivement par les faces externe, postérieure, interne et antérieure enfin, le talon étant tiré de côté. Parvenu au scaphoïde, je le trouvai également friable en entier, je traitai cet os comme les autres, jusqu'à son articulation avec les cunéiformes, articulation que j'ouvris en même temps que celle du calcanéum avec le cuboïde ; le dernier moyen d'union de ces trois os tarsiens dépouillés de leur périoste avec le pied se trouva ainsi détruit. Leur ablation fut suivie d'une hémorrhagie insignifiante qu'un jet d'eau froide arrêta. La plaie fut suturée, à l'exception de la partie la plus postérieure qu'on laissa béante, pour l'écoulement du pus. Pansement avec de la charpie. Le pied fut placé dans la gouttière décrite plus haut, gouttière munie d'une soupape au talon, et sur laquelle le membre fut fixé avec des compresses longuettes sur les côtés et une bande roulée, dans la position normale, et recouvert d'une vessie de glace.

La réaction inflammatoire après l'opération ne fut pas vive ; la fièvre modérée qui se déclara, le premier soir, avec 82 pulsations était passée le lendemain matin ; elle ne revint pas. Les douleurs qui, dès le premier jour, étaient plus tolérables qu'avant l'opération, disparurent presque complètement au bout de quelques jours ; le sommeil revint la première nuit avec le secours d'une potion morphinée, mais les nuits suivantes il revint sans aucun auxiliaire ; l'appétit se rétablit dès le lendemain, enfin, la physionomie du malade s'améliora de jour en jour d'une façon remarquable.

Les parties rapprochées de la plaie, dont on enleva les sutures le troisième jour, étaient presque entièrement guéries par première intention ; il ne s'écoulait plus que par la partie laissée béante au talon une faible quantité de pus de bonne nature. Avec cet appareil symptomatologique, la nouvelle masse osseuse se consolida si rapidement que le pied opéré, déjà, au bout de trois semaines, lorsque, je le montrai à la société des médecins de *Cösliner Regierungsbezirk*, non-seulement avait conservé sa forme normale intacte, étant inactif, mais encore lorsque le malade lui imprimait des mouvements actifs.

Huit semaines après l'opération, la suppuration cessa et quatre semaines encore plus tard, le pied avait non-seulement l'aspect d'un pied sain, mais encore *l'opéré pouvait s'en servir comme d'un pied sain*, et l'articulation du cou-de-pied était assez parfaite pour permettre de marcher sans bâton et sans claudication.

Pour augmenter encore le jeu de cette articulation nouvelle, je conseillai à l'opéré, quand il partit, de revenir à Polzin l'été suivant pour y prendre des bains turcs. Mais j'ai reçu de lui-même, pendant l'été de 1868, par conséqent dix mois après l'opération, la nouvelle que son pied ne laissait plus rien à désirer et que, par suite, il ne voulait pas interrompre son travail pour venir faire une cure d'eau. Il ressort de cette observation qu'il n'y a pas eu de récidive et que le pied a été conservé dans des conditions telles, qu'il est très-utile même à un ouvrier.

Il est donc bien prouvé que, par *la résection simultanée et totale des deux plus gros os du tarse et du scaphoïde*, nous sommes en état de conserver un pied utile pour la marche, si nous avons soin d'adopter la méthode décrite ci-dessus, grâce à laquelle non-seulement les gros vaisseaux, nerfs, muscles et tendons sont laissés intacts, mais, en outre, tous les os enlevés sont remplacés par une reproduction osseuse ayant la même forme et une solidité égale. »

(Deutsche Klinik, 1870, p. 10.) (V. ch. I, p. 27.)

Obs. XIII, 1867, Annandale.

Garçon de 17 ans. Carie. Extirpation sous-périostée. — Guérison en deux mois.—Quatre mois après, le pied avait sa forme normale; le malade pouvait marcher. Il y avait une masse fibreuse, mais non encore osseuse, à la place du calcanéum. (*Glascow, méd. Journ.* 1867) ; copié dans le Mémoire de M. Polaillon, 1869, p. 44.)

N. — Je n'ai pas trouvé le *Glascow méd. Journ.* à la Bibl. de la Faculté de médecine. (V. ch. I, p. 27.)

Obs. XIV, 1867, Ollier (obs. XXXVIII du Traité de la régén., t. II).— Fracture ancienne du calcanéum accompagnée d'une fracture de la colonne vertébrale ; paraplégie. Retour de la sensibilité et de la motilité; marche impossible par suite de la carie du calcanéum ; ablation de l'os. Diarrhée consécutive incoercible ; fusées purulentes ; arthrite tibio-tarsienne. Mort deux mois après l'opération : formation de petites masses osseusses multiples au niveau du tendon d'Achille et dans sa substance ; épaississement de la gaîne périostique.

« Antoine Jacquier, trente-huit ans. Il y a trois ans, chute de vingt pieds de hauteur; fracture par écrasement du calcanéum et fracture de la colonne vertébrale. Paralysie consécutive qui disparaît peu à peu. Depuis le mois d'avril de cette année, tuméfaction de la région calcanéenne; abcès, fistules qui rendent la marche tout à fait impossible. Issue de petits séquestres, peu de temps après. Au moment de son entrée, la partie inférieure de la saillie postérieure de l'os est à nu; le stylet s'enfonce dans l'os ramolli; la peau est largement ulcérée à ce niveau.

Nous pratiquâmes l'ablation complète du calcanéum par une incision médiane inférieure passant par le centre de l'ulcération, et nous trouvâmes à la coupe de l'os les traces de l'ancienne fracture, les portions compactes qui s'étaient enfoncées dans le tissu spongieux se reconnaissaient encore.

Les suites immédiates de l'opération furent simples; pendant vingt jours, il n'y eut aucune complication; la gaîne périostique était tapissée de bourgeons charnus de bonne nature, abondants surtout au niveau de l'insertion du tendon d'Achille.

Une diarrhée incoercible se déclara, puis des fusées purulentes se formèrent, l'articulation tibio-tarsienne fut envahie, des frissons se déclarèrent et le malade mourut près de deux mois après l'opération, sans qu'on eût pu trouver un moment favorable pour l'amputation». (suit l'autopsie que nous avons relatée ch. 1er, p. 34.)

Obs. XV, 7 juillet 1868, Lejeal. — Ostéite et nécrose consécutive du calcanéum droit; extirpation sous-périostée le 7 juillet 1868; guérison au bout de quatre mois. Récidive cinq mois après la guérison; amputation de la jambe en avril 1869. (inédite)

« Dussard (François, 21 ans, ouvrier mineur, né de parents jouissant d'une bonne santé, entre dans le service le 30 juin 1868. Il nous raconte qu'il y a six ans environ, la roue d'un de ces petits chariots dont se servent les mineurs au fond du puits, lui est passée sur le pied droit. A la suite de cette contusion, il fut obligé de cesser tout travail pendant six mois, et pendant deux ans il dut renoncer à sa profession de mineur; il essaya de la reprendre pour quelque temps, mais avec difficulté.

Le gonflement qui avait suivi la contusion devenait plus considérable et occupait toute la région externe et postérieure du pied. Il y a deux ans, un premier abcès se déclara et s'ouvrit seul; un an après, s'en montra un second; celui-ci fut incisé et un séton passé entre les deux orifices; on ne l'y laissa que quatre à cinq jours. Par ces fistules, s'échappèrent avec le pus de petites esquilles plates et de la largeur du bout du doigt.

Comme traitement interne, on lui prescrivit une solution qu'il croit être de l'iodure de potassium. Ce traitement n'amenant aucune amélioration, il crut toutes les ressources de la chirurgie épuisées et s'adressa à un charlatan. Les onguents n'eurent pas plus de succès.

Etat actuel. — Dussart, d'un tempérament lymphatico-nerveux et d'une constitution délicate, est pâle, amaigri; l'appareil digestif fonctionne bien; jamais de diarrhée. Depuis quelque temps, il tousse et crache un peu, mais ses crachats sont uniquement muqueux et jamais sanguinolents. A l'auscultation, on n'entend que des râles bronchiques à larges bulles non limités aux sommets. Léger bruit, au premier temps du cœur.

Membre inférieur droit. Au côté externe du pied droit, on remarque une tuméfaction qui descend à deux centimètres environ de la face plantaire, se prolonge en avant, de trois ou quatre centimètres, du bord, de la malléole, dont la surface est bien libre. A la partie postérieure, le gonflement atteint le tendon d'Achille et remonte, en avant et en arrière, au-dessus du niveau de la pointe de la malléole, de manière à décrire une courbe à concavité supérieure. Deux fistules existent sur la partie tuméfiée; la postérieure qui a été spontanée, est située à un centimètre en avant du tendon d'Achille, un peu au-dessus du sommet de la malléole; l'antérieure, résultat d'une incision, est sur la même ligne horizontale que la première et en est distante de quatre centimètres. C'est entre ces deux fistules qu'on avait jadis passé un séton.

A la face interne du pied, on constate peu de gonflement; la malléole se sent très-bien, au-dessous et en avant d'elle se remarque une troisième fistule.

La face dorsale du pied n'est le siége d'aucune tuméfaction; il en est de même de la face plantaire. Les parties engorgées donnent à la palpation la sensation de fongosités mollasses.

La peau est un peu rouge violacé. Pour éclairer le *diagnostic* il est indispensable de sonder les fistules; par la postérieure-externe on se dirige en avant, en dedans et un peu obliquement en haut, puis après un trajet de quelques centimètres on arrive sur une surface résistante, entièrement dépourvue de périoste et sans aucune mobilité. Si l'on pénètre plus profondément, on tombe dans un tissu fongueux, mollasse et dont la déchirure ne donne lieu à aucun écoulement sanguin.

La fistule antéro-externe suit un trajet presque direct de dehors en dedans qui va rejoindre le premier; le stylet y perçoit les mêmes sensations de dénudation et de fongosités. Il en est de même de la fistule interne qui se dirige en avant et en dehors.

Les ganglions inguinaux sont fortement engorgés. Les mouvements spontanés du pied sont très-limités; les mouvements communiqués ne sont pas douloureux et ne s'accompagnent d'aucune crépitation.

Diagnostic. — A quelle affection rapporter les lésions que nous venons de décrire? Quel en est le siége? Quelles en sont les limites? La dénudation des surfaces osseuses, leur dureté indiquent assez que nous avons affaire à une nécrose plutôt qu'à une carie; en effet, dans celle-ci le stylet pénètre par la moindre pression dans le tissu osseux, dont il écrase les lamelles; ici, au contraire, la surface est dure, résistante, impénétrable. Nous rencontrons bien, il est vrai, un tissu qui se laisse facilement pénétrer, mais c'est du tissu fongueux, dans la consistance n'a rien de celle de la carie. En résumé, *nécrose avec fongosités.*

Quant au *siége*, on peut tout d'abord éliminer les surfaces articulaires, puisque le jeu des articulations se fait très-bien et sans déterminer aucune crépitation. La lésion ne peut être localisée dans le péroné, car on suit très-bien l'os dans toute sa partie inférieure et sans constater aucune déformation. Nous avons, du reste, dit plus haut qu'il y avait absence de gonflement sur toute la malléole externe. Existe-t-elle dans le calcanéum ou l'astragale? Lorsque le mal occupe le premier de ces deux os, on rencontre dans la plupart des cas cités un gonflement de tout le côté externe et inférieur du talon s'étendant sous la plante du pied et au côté interne. Ici, rien de pareil, le gonflement est très-limité; sur le calcanéum, il s'arrête à quelques centimètres de la face plantaire et en haut déborde la malléole en avant et en arrière. C'est dans ces deux points que se trouvent les fistules qui paraissent se diriger plutôt vers l'astragale que vers le calcanéum.

L'absence de mobilité nous montre que les portions nécrosées ne sont pas encore séparées de l'os sain, ou tout au moins, que le séquestre est volumineux.

On vient de voir que notre diagnostic manquait de précision ; mais un moyen tout naturel s'offrait à nous pour le compléter, c'était de réunir par une incision les fistules externes, ce qui nous mettrait à même d'explorer avec soin le fond de la plaie, en même temps que, le cas échéant, cette incision nous permettrait d'extirper ou les séquestres ou les os altérés.

Comme traitement, il n'y avait plus dans une affection aussi ancienne, au milieu d'un tissu aussi fongueux, à expérimenter les injections modificatrices d'iode ou de Villate. C'eût été perdre du temps, et le malade qui était resté sans traitement pendant une assez longue période, avait hâte d'être débarrassé. Son état de dépérissement exigeait aussi un prompt remède, sans toutefois nécessiter une opération aussi radicale que l'amputation de la jambe. Avant d'en venir à cette ressource extrême, on était autorisé à tenter une opération partielle sur le pied.

Toutes ces considérations bien pesées, nous procédons, le 7 juillet, à 3 heures après midi, à l'opération suivante ;

Opération. — Le malade préalablement chloroformé, une incision courbe à concavité supérieure, passant au-dessous de la malléole externe réunit les fistules ; cela fait, nous pouvons, à notre aise, explorer les parties profondes et nous reconnaissons facilement que c'est la partie supérieure du calcanéum qui est malade. Nous nous décidons à l'extirper en entier, séance tenante.

Nous détachons d'abord le lambeau supérieur, puis du milieu de la courbure, nous faisons partir une incision verticale de trois à quatre centimètres pénétrant jusqu'à la surface externe de l'os. Nous obtenons ainsi deux lambeaux triangulaires, l'un antérieur, l'autre postérieur. Nous les détachons des parties profondes, en séparant le périoste qui, en certains points, est extrêmement adhérent. Aussi remplaçons-nous le bistouri par une petite rugine. Cependant, pour atteindre l'articulation calcanéo-cuboïdienne, nous sommes très-mal à l'aise. Alors nous faisons partir de l'incision verticale une troisième incision de quatre à cinq centimètres, horizontale, et longeant le bord externe du pied. Nous transformons ainsi le lambeau antérieur en lambeau quadrilatère, que nous détachons aussi avec la rugine. Nous coupons successivement les ligaments dorsal externe ou calcanéo-cuboïdien supérieur, puis le plantaire externe ou calcanéo-cuboïdien inférieur, aux fibres si résistantes, et nous pénétrons alors facilement dans l'articulation; en faisant basculer la tête du calcanéum, nous tendons le ligament interarticulaire. Nous attaquons ensuite l'articulation calcanéo-astragalienne et nous continuons à détacher avec la rugine le périoste aux faces inférieure, interne et postérieure; à ce point, nous éprouvons une certaine difficulté à décoller le tendon d'Achille. Cela fait, le calcanéum est extrait en entier. La quantité de sang perdu a été très-minime; nous n'avons eu qu'à lier une branche de la malléolaire externe comprise dans l'incision horizontale. A mesure que nous rencontrions des [tendons, nous les rejetions de côté et nous ne ne croyons pas en avoir coupé.

L'opération terminée, nous nous assurons avec le doigt que les surfaces articulaires sont saines et nous enlevons les fongosités qui n'ont pas été déchirées par les manœuvres de l'extirpation.

La plaie est lavée à grande eau. Deux points de suture réunissent l'incision inférieure; un drain est passé par la fistule interne, puis ce vaste hiatus est bourré de bourdonnets de charpie. Le malade qui a été chloroformé presque tout le temps a, à plusieurs reprises, manifesté de la douleur; mais, à son réveil, il n'en a pas conservé le souvenir. L'opération et le pansement avaient duré environ une heure.

Le malade reporté dans son lit, on place le membre dans une gouttière et il est soumis à l'irrigation continue. Dès le soir, je prescris un bouillon et une potion calmante.

Le 8. La douleur est très-légère, le pouls à 120, pas de frisson, pas de gonflement du pied. Café au lait, 2 bouillons.

Le 9. Pouls à 100. Bon sommeil, appétit, plusieurs potages.

Le 10. Etat satisfaisant, quart le matin, potage le soir.

Le 11. Pouls à 96, sans chaleur de la peau; quart matin et soir.

Le 12. On arrête l'irrigation et on enlève la charpie qu'on remplace par d'autres tampons trempés dans l'alcool camphré pur.

La plaie a un peu les caractères des plaies contuses. La suppuration commence. La ligature est détachée; on enlève les points de suture.

Le 14. La suppuration, qui est de bonne nature, s'écoule facilement par le drain; il n'y a ni gonflement ni rougeur, la plaie est bien bourgeonnante. Le pansement se fait tous les deux jours. Le malade mange depuis hier les deux demies, il prend du sirop de Portal, pilules de fer et vin de quinquina.

Le 20. La plaie commence à se rétrécir sensiblement, l'état général est très-bon.

Le 29 juillet. On ne peut plus introduire que deux petits tampons; la suppuration diminue.

Le 3 août. Une légère hémorrhagie se déclare, elle est facilement arrêtée par le perchlorure.

Vers le 15, une ésysipèle apparait tout autour de la plaie et se termine par un petit abcès, le drain est enlevé à la fin du mois.

Le 2 septembre. Nouvel abcès qui se montre à la partie postérieure, vers le tendon d'Achille. Nous l'ouvrons.

Le 4. La plaie de l'opération est presque entièrement cicatrisée.

Le 15. Le malade commence à marcher avec des béquilles et appuie un peu sur le pied. L'empâtement diminue. Les mouvements de flexion et d'extension du pied sont complets.

Le 30 septembre. Le malade porte un soulier à talon un peu saillant en dedans et marche sans canne. Etat général satisfaisant.

Le 25 octobre, la cicatrice est moins déprimée, il n'y a presque plus d'engorgement de son pourtour. L'ouverture du dernier abcès n'est pas encore fermée et ne donne que quelques gouttes. Une injection iodée y a été pratiquée et a amené une cicatrisation presque complète. La marche est très-facile et la santé parfaite.

Description de la pièce anatomique. — Ce calcanéum est remarquable par sa densité beaucoup plus élevée qu'à l'état normal. A part sa partie postérieure, sa surface est partout rugueuse et hésissée de nombreuses stalactites osseuses. Si nous passons en revue chacune de ses faces, nous trouvons à la supérieure que le point d'insertion du ligament interarticulaire est profondément excavé, que la partie externe de la surface astragalienne est remplacée par une perte de substance assez régulièrement circulaire et d'un diamètre de 1 centimètre environ. Cette cavité est l'orifice d'un canal creusé de part en part dans l'os, dirigé obliquement de dehors en dedans, de haut en bas et d'avant en arrière. Son trajet est courbe à concavité postérieure et inférieure. Après s'être retréci au centre de l'os, il s'évase de nouveau en entonnoir de manière à prendre la forme d'un bissac ; son orifice interne est plus régulier que l'externe et vient s'ouvrir à la face interne, immédiatement au-dessous de la gouttière du tendon du long fléchisseur propre du gros orteil, gouttière dont il entame un peu le bord inférieur et postérieur. La paroi intérieure de ce canal beaucoup moins rugueuse que le reste de l'os, présente quelques dépressions, une surtout, très-prononcée vers la partie interne.

La surface articulaire antérieure a été écrasée pendant les manœuvres.

La face interne est fortement élargie et, tandis que sur un calcanéum sain, on voit une dépression partant de la petite apophyse pour se rendre au bord postérieur, on remarque ici une saillie constituée par de nouvelles productions osseuses.

La face postérieure est à peine déformée ; l'externe est rugueuse dans toute son étendue. L'inférieure est dans le même cas, excepté à la partie postérieure.

Quel que soin qu'on y mette, il est impossible de constater les traces d'une fracture ancienne.

Remarques. — Bien que nous nous soyons efforcé de rendre cette observation complète, nous croyons avoir besoin de revenir sur quelques points. Et, tout d'abord, le diagnostic. A quel genre d'affection osseuse avons-nous eu affaire? Avant d'avoir examiné la pièce anatomique et en tenant compte des commémoratifs fournis par le malade, c'est-à-dire le passage d'un chariot sur son pied, on était disposé à admettre qu'il y avait eu primitivement fracture par écrasement du calcanéum, puis nécrose consécutive. L'étude de l'os extirpé permet-elle de maintenir cette étiologie? Nous ne le pensons pas. En effet, on ne voit aucune trace de cal, indice d'une consolidation, et si, en certains points, on constate des productions nouvelles, elles sont évidemment le résultat d'une ostéite et ne sont pas dues à la soudure de deux fragments. De plus, la forme générale de l'os n'a pas été modifiée. Nous ne pensons donc pas qu'il y ait eu fracture. En oubliant pour un moment les renseignements donnés par le malade et en voyant de près l'os extirpé, on est plutôt tenté d'admettre une affection tuberculeuse sous la forme ankystée. Comment expliquer autrement la production de ce canal perforant de part en part la partie moyenne de l'os. Mais comme les souvenirs de notre opéré paraissent très-précis, il faut admettre qu'à la suite de cette violence il y a eu périostite, ostéite et nécrose consécutive.

Nous avons avoué plus haut que nons avions hésité sur le siége de la maladie et que nous avions plus de tendance à le reporter à la partie inférieure de l'astragale plutôt qu'au calcanéum. C'est qu'en effet, dans la plupart des affections de ce dernier, nous voyons le gonflement occuper un tout autre siége et surtout le talon et la face plantaire. Chez notre malade, il n'y avait, au contraire, aucune tuméfaction à la partie inférieure et à la plante, et c'était au-dessous du niveau du sommet de la malléole qu'on remarquait le gonflement et les fistules. L'examen de la pièce nous rend bien compte de ces signes extérieurs, puisque l'on voit les faces postérieure et inférieure être presque entièrement saines et la lésion se rapprocher surtout de la face supérieure. C'était sur cette face que notre stylet dirigé par les fistules rencontrait l'orifice externe du canal. Notons en passant que l'articulation astragalienne ne paraissait pas malade, bien qu'une portion du cartilage calcanéen eût été détruite.

L'affection reconnue (et nous avons dit qu'elle ne l'avait été que la première incision faite) nous avions deux partis à prendre : ou extirper le calcanéum en entier ou pratiquer l'évidement. Nous avouons n'avoir jamais vu employer ce procédé si ingénieux, mais dont les indications pour cette catégorie d'os nous paraissent très-restreintes. N'y avait-il pas, du reste, de contre-indication, dans ce fait, que les deux côtés de l'os étaient malade, et où nous serions-nous arrêté dans cet évidement commencé par la face externe ? M. Ollier a fait ressortir ce fait que l'évidement donne surtout d'excellents résultats, toutes les fois que la lésion sera bornée à la portion postérieure saillante. La pièce sous les yeux, nous ne devons pas avoir de regrets d'avoir rejeté ce mode de traitement, car, à part la face postérieure et les tubercules inférieurs, tout l'os est altéré. Sans doute, en conservant la partie postérieure, on aurait eu l'avantage de laisser intacte l'insertion du tendon d'Achille, mais nous avons vu que cette condition n'est pas indispensable pour les mouvements du pied. Il n'est pas non plus douteux que nous aurions fortement exposé le malade à une récidive.

Depuis que notre opération a été pratiquée, les indications des deux procédés rivaux ont été bien établies par le Dr Tillaux (*Bulletin de Thérapeutique*). « Lorsque la carie est partielle, dit l'habile chirurgien, lorsque les couches extérieures du calcanéum sont intactes dans une certaine étendue, que la suppuration et les trajets fistuleux ont pour cause déterminante la présence d'un séquestre central, l'évidement me paraît être la seule méthode opératoire rationnelle, la réparation osseuse et par suite la guérison se font beaucoup moins attendre qu'après la résection. » Certainement il y a là des éléments qui peuvent guider le chirurgien, et, dans un cas de carie du calcanéum, nous avons pu par un procédé analogue extraire un séquestre, cautériser le fond au fer rouge et amener une guérison qui ne s'est pas démentie. A la méthode de l'évidement, M. Tillaux trouve, et il ne sera pas seul de son opinion, une difficulté sérieuse, à savoir d'enlever tout ce qui est malade et de ne pas enlever trop ; de reconnaître séance tenante, les limites de la carie et de ne pas les dépasser. On y parvient à l'aide de la vue et du toucher ; on y parvient surtout par la résistance qu'offre le tissu osseux, suivant qu'il est carié ou qu'il est sain.

Si nous appliquons ces préceptes à notre malade, nous voyons que le stylet nous menait sur des parties dénudées qui ne donnaient pas la sensation de la carie, mais bien celle de la nécrose, que ces parties mortifiées n'étaient pas mobiles et qu'il était très-difficile de les limiter. Cette exploration nous indiquait aussi que la lésion existait égalemement sur les deux faces interne et externe et que très-probablement elle occupait l'os dans toute son épaisseur. Nous constations, il est vrai, que les faces inférieure et postérieure n'étaient pas malade. Il aurait donc fallu enlever toute la partie antérieure de l'os dans toute son épaisseur. Etait-ce là une opération praticable ? Nous ne le pensons pas et la difficulté sérieuse que signalait M. Tillaux était ici des plus manifestes. L'extirpation totale était donc seule applicable à notre cas.

Le procédé employé par nous n'est pas tout à fait celui qu'indiquent les auteurs ; ainsi MM. Malgaigne et Hancock font une incision cruciale ; M. Linhart une incision en Y, la branche verticale longeant le tendon d'Achille et se bifurquant en deux branches, interne et externe. Les deux indications principales de cette opération sont d'éviter une cicatrice sous le talon et de ne pas léser l'artère tibiale postérieure. Nous n'avons eu aucun de ces inconvénients à regretter. L'incision inférieure longeant le bord externe du pied nous a été d'un grand secours pour pénétrer dans l'articulation calcanéo-cuboïdienne. Quant à la dissection de l'os, elle a été de longue durée, à cause de l'adhérence intime du périoste, que nous nous sommes efforcé de conserver. Elle était surtout complète, au niveau de la face interne et nous avions beaucoup de peine avec la rugine à la détruire.

L'extirpation faite, l'incision inférieure n'avait plus aucune utilité, nous en avons cherché et obtenu la réunion immédiate par la suture entrecoupée. Nous avons profité de la fistule interne pour y passer un drain, en même temps que les parois de cette large cavité étaient tenues écartées par des bourdonnets de charpie. La plaie a été traitée comme une plaie contuse articulaire, c'est-à-dire, par l'irrigation continue, et c'est à ce moyen que nous avons certainement dû l'absence de tout accident inflammatoire. A part un peu d'érysipèle et deux petits abcès superficiels, la cicatrisation a été assez régulière et très-rapide.

Résultat. — Le résultat de l'opération ne pouvait être plus favorable. Pour la déformation, le moulage, qui accompagne cette note, en donne une idée complète. Quant aux fonctions du membre, nous pouvons dire que les mouvements de flexion et d'extension sont très-étendus, *ce qui tient à ce que le tendon d'Achille a conservé ses insertions*. Les mouvements de latéralité sont plus limités. La marche est assez facile, au moyen d'un soulier garni à l'intérieur. Certainement nous ne croyons pas qu'il y ait encore là régénération osseuse, mais quelle que soit l'explication théorique de ce mode de réparation, il est pratiquement incontestable que le malade peut se servir aujourd'hui d'un membre presque complet, sans avoir subi de mutilation bien sensible ni avoir couru les dangers d'une amputation de la jambe. »

(Observation présentée de la part de M. Lejeal, de Valenciennes, à la Société de chirurgie, avec la pièce anatomique, le 4 novembre 1868.)

Grâce à l'obligeance de M. le professeur Lefort, nous avons obtenu des renseignements sur la marche ultérieure de cette observation si intéressante de M. Lejeal. Malheureusement, ils ne justifient pas les espérances qu'avait conçues le chirurgien de Valenciennes. « Mon opéré, écrit-il à M. Lefort, sorti en novembre de mon service, toute la plaie cicatrisée et marchant très-bien avec une chaussure *ad hoc*, m'est rentré, vers le 15 avril 1869, avec de nouveaux points fistuleux et altérations de l'articulation tibio-tarsienne, qui ont nécessité l'amputation au lieu d'élection. »

OBS. XVI, 1869, Polaillon. — Extirpation sous-périostée du calcanéum; carie; mort par infection purulente.

« M. Dolbeau avait, dans son service, en 1869, à l'hôpital Beaujon, une jeune femme de 25 ans, qui portait, à la partie postérieure du pied droit, un gonflement considérable. Les trajets fistuleux conduisaient sur le calcanéum, dans le tissu duquel le stylet pénétrait facilement, en produisant de petites fractures particulières à la carie. L'articulation tibio-tarsienne était saine, et les articulations du tarse ne paraissaient pas envahies par la suppuration.

Tous les moyens locaux ayant échoué, il fallait intervenir par une opération chirurgicale, car la malade s'épuisait de plus en plus par la persistance de la suppuration et le séjour prolongé au lit.

La question d'une amputation de la jambe fut posée. Mais M. Dolbeau ayant constaté avec soin que le calcanéum était seul malade, pensa que l'extirpation de cet os permettrait de conserver le pied. D'ailleurs, la malade ne pouvait se résoudre à subir une amputation. M. Dolbeau voulut bien me confier le soin de pratiquer l'extirpation du calcanéum.

Une incision curviligne, partant du bord externe du tendon d'Achille, fut conduit le long du bord externe du talon, puis le long du bord externe du pied, et vint aboutir à un centimètre en avant de l'articulation calcanéo-cuboïdienne. Le lambeau interne fut peu à peu disséqué, d'abord à sa partie postérieure, puis à sa partie inférieure. Je me servis pour cette dissection d'un détache-tendon, avec lequel je détruisis les insertions du tendon d'Achille. Je procédai en rasant l'os, et j'avais pour but de conserver le périoste, mais le tissu osseux trop mou s'enfonçait sous la pression des instruments, et la conservation du périoste fut difficile. En saisissant l'extrémité postérieure du calcanéum pour détruire les articulations calcanéo-astragaliennes, l'os se rompit. Une grande partie du calcanéum fut enlevée par morceaux. Le reste de l'os fut évidé, de manière à ne laisser que la surface articulaire cuboïdienne, qui était saine.

L'opération fut très-laborieuse. Commencée méthodiquement, elle fut achevée sans suivre de règle par le fait de la rupture du tissu osseux, qui obligeait à l'enlever par fragments et par évidement. Bref, à la fin de l'opération, on put voir que tout le calcanéum avait été enlevé, sauf la surface articulaire cuboïdienne, que l'articulation astragalienne était ouverte, que les parties voisines étaient saines, qu'aucune artère importante n'avait été blessée, et que les gaines des péroniers latéraux n'avaient pas été ouvertes.

Des bourdonnets de charpie sèche furent placés dans la plaie. Les lambeaux furent rapprochés. Le pied et la jambe furent placés dans un appareil inamovible.

Les premiers jours se passèrent bien; mais la malade fut prise d'accidents d'infection purulente et succomba. » (*Bull. de la Soc. de chir. de P.*, séance du 3 mars 1875, t. I, p. 207, 1875.)

Obs. XVII, 4 déc. 1870, Kappeler.

Carl..., 10 ans, début 4 mois. Ostéite du calcanéum, extirpation sous-périostée. Guérison un mois après. Mort de pyélonéphrite un an après. (V. chap. I, p. 35 et ch. II, obs. 71, p. 63.)

Obs. XVIII, 1872, Létiévant (de Lyon).

Femme de 30 à 35 ans, extrêmement débilitée. — Résection sous-périostée pour carie. — Quelques jours après, symptômes de septicémie et mort par infection purulente. (V. ch. 2, obs. 72.)

Obs. XIX, 1er juillet 1873, Ollier. — Ostéo-périostite du calcanéum traitée d'abord par des incisions multiples allant jusqu'à l'os; invasion des articulations calcanéo-astragaliennes; ablation sous-périostée du calcanéum; cessation des accidents; guérison rapide.

« Marius Bouvier, âgé de 15 ans et 4 mois, entre dans le service de M. Ollier, salle Saint-Sacerdos, nº 7, le 11 mai 1873. Ce jeune homme fut pris tout à coup, le 1er mai, à la suite d'une marche dans l'humidité, de douleurs dans le talon droit. Il éprouvait également quelques douleurs vagues dans l'avant-bras gauche. Le talon se tuméfia et le malade éprouva un peu de fièvre. On le conduisit alors chez un rhabilleur qui exerça sur le talon des manœuvres, à la suite desquelles les douleurs devinrent très-vives et s'accompagnèrent d'une fièvre plus intense. De nouvelles manœuvres tentées par un second rhabilleur aggravèrent encore son état. Entrée à l'Hôtel-Dieu, le 4. Tuméfaction du talon et du cou-de-pied; articulation tibio-tarsienne libre, douleur vive à la pression et en arrière du calcanéum sur les côtés du tendon d'Achille. Fluctuation à la face interne du calcanéum. Un peu de prostration, pouls à 120, température à 39°.

M. Ollier ouvrit d'abord le foyer externe, il s'en écoula un peu de pus sanguinolent; l'os était dénudé dans le fond du foyer. Il fit, les jours suivants, deux autres incisions, l'une en dedans, l'autre le long du bord externe du tendon d'Achille. Le malade fut notablement soulagé, la fièvre tomba, les douleurs disparurent, et pendant quelques jours, on put espérer la guérison. La tuméfaction s'était limitée autour du calcanéum, l'articulation tibio-tarsienne était tout à fait libre. Bien que le calcanéum fût dénudé en plusieurs points, au niveau des incisions extérieures, il n'y avait pas de séquestres mobiles ; la dénudation était du reste limitée. En dehors seulement, il paraissait à nu sur une étendue de deux centimètres environ sur un de largeur. A ce niveau, l'os était déjà raréfié et friable; le stylet pénètre dans la partie centrale, médullisée, vascularisée, et s'y enfonce sans grands efforts, jusqu'à 15 ou 16 millimètres, dans la direction de l'articulation astragalo-calcanéenne. Nous avions donc affaire à une inflammation à la fois superficielle et centrale de l'os, mais jusque-là limitée à l'os lui-même. On pouvait espérer la guérison cependant, sans nécrose étendue, car, chez les jeunes sujets, la forme d'ostéite-médullisante peut ne donner lieu qu'à des séquestres petits et friables, la résorption faisant disparaître la plus grande masse du tissu osseux, avant que la nécrose se soit effectuée.

Le 28 juin, sans cause appréciable, le talon redevint douloureux, la tuméfaction reparut (cataplasmes). Deux jours après, la tuméfaction était revenue comme aux premiers jours; elle s'étendait autour du cou-de-pied, en avant de l'astragale. Les mouvements de flexion et d'extension du pied n'étaient pas douloureux, mais les mouvements de rotation occasionnaient des douleurs vives. M. Ollier diagnostiquant l'invasion des articulations calcanéo-astragaliennes et astragalo-scaphoïdiennes et craignant des accidents qui rendraient plus tard l'amputation nécessaire, décida l'ablation du calcanéum.

Opération faite le 1er juillet. — Le calcanéum est enlevé par le procédé de M. Ollier. Il fait une incision sur la face externe de la région du talon, suivant verticalement le bord externe du tendon d'Achille, en changeant de direction, au niveau de l'extrémité postérieure externe de l'os, pour en suivre horizontalement le bord inférieur. Voulant profiter des incisions faites antérieurement pour donner issue au pus, M. Ollier fait cette incision un peu plus haut qu'il ne le décrit dans son procédé. Le périoste, vasculaire et épaissi, se laisse détacher facilement. L'os n'était pas nécrosé, il était partout vivant et adhérent au périoste, excepté sur les trois points que nous avons indiqués. En poursuivant le détachement du périoste sur l'extrémité antérieure et externe (grande apophyse du calcanéum), vers l'articulation cuboïdo-calcanéenne, on reconnaît que l'os est sain vers cette extrémité. Il change d'aspect et de consistance, et le périoste devient beaucoup plus adhérent. Après avoir dépouillé le calcanéum sur les autres faces, on entame l'os avec une cisaille sur une partie de son épaisseur, derrière l'articulation cuboïdo-calcanéenne, de manière à conserver un couvercle osseux à cette articulation; on le saisit avec un davier et il se brise au niveau de l'encoche faite avec la cisaille à 6 ou 7 millimètres de l'articulation calcanéo-cuboïdienne qui reste ainsi intacte.

L'articulation calcanéo-astragalienne contenait déjà un peu de liquide synovi-purulent. A l'examen de la pièce, on reconnaît que le cartilage postérieur présente une petite perte de substance par érosion en arrière de l'implantation du ligament intérosseux. C'est par là que l'inflammation de l'os s'est propagée à l'articulation. Sur les autres points, le cartilage des deux surfaces articulaires n'est pas altéré; on voit qu'il s'agit d'une invasion récente de l'articulation; mais la lésion n'en était pas moins grave pour cela, à cause de la communication de la cavité articulaire avec le tissu spongieux suppuré du calcanéum à travers la perforation que nous avons décrite. Le tissu spongieux de l'os était raréfié à son centre, et en quelques points infiltré de pus, mais sans séquestre.

La coque périostique fut remplie de charpie imbibée d'huile phéniquée et le pied immobilisé.

Suites très-simples; disparition des douleurs et de la fièvre. L'opéré fut envoyé à Long-Chêne peu de temps après ; il est revenu à la fin d'août, au moment du Congrès de l'Association française. Il fut alors présenté à MM. Verneuil, Courty, Azam, Ledentu, etc. La plaie était cicatrisée, excepté dans le fond du sillon, mais on sentait déjà une masse ostéoïde résistant à la pression, sur laquelle s'implantait le tendon d'Achille qui pouvait déjà fortement relever le talon. Il n'avait jamais, du reste, perdu son action sur l'avant-pied, et, dès les premiers jours de l'opération, il pouvait imprimer des mouvements d'extension, quand la jambe était soutenue avec la main.

L'opéré ne pouvait pas marcher encore; ce n'est qu'au bout d'un mois qu'il mit le pied par terre, et il marcha encore longtemps avec des béquilles, tout en posant le pied à terre, mais sans lui faire supporter le poids du tronc.

Le membre s'est fortifié de plus en plus, et aujourd'hui 13 novembre 1875, c'est-à-dire près de deux ans et demi après l'opération, on constate l'état suivant :

Le talon est reconstitué dans sa forme, il est saillant en bas, de manière à supporter le poids du corps par sa partie postérieure; la voûte plantaire existe et se trouve même plus marquée du côté opéré que du côté sain ; car le sujet a le pied un peu plat. Quand on saisit comparativement avec la main les deux talons, on sent que le talon opéré est plus large, mais moins saillant en arrière. En mesurant comparativement les deux calcanéums avec le compas d'épaisseur, et en serrant fortement les branches du compas, on trouve 5 centimètres pour le côté sain et 6 pour le côté opéré, un peu en arrière et au-dessous des malléoles. En comparant les deux pieds, on trouve les distances suivantes :

D'une malléole à l'autre, en passant derrière le tendon d'Achille:

Côté sain	0^m,120.
Côté opéré	0^m,118.

D'une malléole à l'autre, en passant sous la plante du pied :

Côté sain	0^m,190.
Côté opéré	0^m,163.

Vu par la face inférieure, le talon paraît plus large ; il est plus trapu et moins saillant en arrière, soit parce que le calcanéum n'a plus grandi dans ce sens depuis l'opération, soit parce que la gaîne périostique a subi un mouvement de retrait et une diminution de capacité après l'opération. La saillie inférieure du talon est plus marquée en dehors qu'en dedans.

C'est en considérant le pied par son côté interne, qu'on peut se rendre compte de la hauteur de la voûte plantaire. Le bord externe du pied présente une saillie qni n'existe pas à l'état sain, due à l'extrémité postérieure du cinquième métatarsien.

Cette saillie, appuie sur le sol, elle n'est pas douloureuse, mais elle change un peu les conditions d'équilibre du pied ; l'extrémité antérieure de cet os touchant le sol sans y appuyer.

La longueur des pieds est de :

Pied sain	0^{m},30.
Pied opéré	0^{m},27.

Si l'on cherche à se rendre compte de l'état anatomique du calcanéum nouveau, autant qu'on peut le faire à travers les chairs, on retrouve dans la masse osseuse reproduite, la forme de la gaîne périostique. On sent un sillon profond au niveau de l'incision extérieure. En arrière, au niveau de l'implantation du tendon d'Achille, il y a une masse osseuse exubérante plus saillante en arrière que les tubérosités inférieures elles-mêmes. La masse réproduite s'est augmentée depuis un an, sous l'influence des pressions et du frottement qu'a subis le talon, dans le fonctionnement du pied; on peut l'évaluer aujourd'hui á la moitié de la masse de l'os enlevé.

Si maintenant on cherche à se rendre compte du fonctionnement du pied en faisant marcher et courir le sujet, on reconnaît qu'il marche et court comme à l'état normal, *en décomposant le pas*, et non comme un individu qui marcherait avec un pilon ou un moignon d'amputation tibio-tarsienne. *Il se soulève sur la pointe des pieds*, et non-seulement sur les deux pieds à la fois, ce qui ne serait pas complètement démonstratif, *mais il se soulève sur la pointe du pied malade, l'autre pied en l'air.* Il reste ainsi, sans s'appuyer, *pendant deux à quatre secondes*, et lorsqu'il s'appuie légèrement avec le bout des doigts pour trouver son équilibre, *il reste trente secondes environ sur la pointe du pied opéré.* Cet exercice démontre à lui seul la puissance du triceps sural et la solidité d'implantation du tendon d'Achille et en même temps la solidité des articulations antérieures du pied et la synergie de tous les muscles de la région.

En pressant avec la pointe du pied, par l'extrémité antérieure des métatarsiens, sur un dynamomètre à pression, le tronc fixé contre un mur ou un objet résistant, on obtient :

Côté opéré	55 kilog.
Côté sain	61 kilog.

Ces chiffres joints à la représentation de la forme du talon, donneront une idée exacte du fait, et montreront que si, pour un peintre, le pied n'est pas irréprochable, il est on ne peut plus satisfaisant, au point de vue de la récupération de la forme utile et des fonctions.

L'opéré n'a jamais porté d'appareil ni de soulier spécial. Il est chaussé de souliers forts comme tous les ouvriers et ne se sert jamais de canne, même lorsqu'il marche toute la journée; et il lui arrive quelquefois de danser toute la nuit. »

In *Lyon-médical*, n° 2, dimanche 9 janvier 1876, page 55 et suivantes: De l'extirpation sous-périostée du calcanéum et de ses résultats définitifs, par M. Ollier, correspondant de l'Institut, ancien chirurgien en chef de l'Hôtel-Dieu de Lyon;

Obs. XX, 31 janvier 1874, Holmes. — Résection sous-périostée du calcanéum. (Soc. clinique de Londres, vendredi, 22 janv. 1875.)

M. Holmes a communiqué un cas de résection du calcanéum, qui a été faite aussi exactement que possible suivant la méthode instituée par M. Ollier.

Le malade était un garçon, de 14 ans, et l'opération a été pratiquée le 31 janvier 1874, de la façon suivante:

Une incision courbe a été conduite le long du bord externe inférieur du calcanéum et du bord postéro-externe de la grosse tubérosité de cet os. Le seul tendon divisé fut le tendon d'Achille qui fut séparé de l'os avec le périoste. L'os fut parfaitement dégagé des parties molles, excepté du côté externe, où quelques points du périoste furent nécessairement enlevés avec l'os. Le cas était vraiment favorable pour cette opération. Une grande difficulté se présenta au moment de l'extirpation. L'opération fut suivie d'une grande réaction inflammatoire. Mais, à la fin, l'enfant se rétablit. L'articulation tibio-tarsienne et l'articulation transversale du tarse furent trouvées, autant qu'il fut permis d'en juger, ankylosées et le fonctionnement du pied ne fut pas aussi bon que dans les autres cas qui furent dans le service de l'auteur, et dans lesquels on ne prit aucun soin de conserver le périoste. L'opéré a été montré à la Société dans la dernière séance. M. Holmes fit remarquer que dans le premier et seul cas où il a suivi les préceptes de M. Ollier pour la résection sous-périostée du coude, il a trouvé le résultat inférieur à ceux qu'il a obtenus par la méthode ordinaire dans les cas très-favorables, etc. (*The medical Times and gazette*, 1 vol., 1875, p. 160.).

Obs. XXI, 9 déc. 1874, Trélat.

« J'ai eu, il y a quelque temps, l'occasion de pratiquer une opération laborieuse et rarement indiquée, *l'ablation du calcanéum en entier*, dans des conditions assez exceptionnelles pour que ce fait me semble digne de vous être communiqué. »

Maltée Benoit, âgé de 30 ans, eut le talon écrasé, 1869, par une roue de voiture, accident pour lequel il séjourna 8 mois à l'hôpital Saint-Louis. Il en sortit vers le milieu de 1870, portant à la face plantaire du talon une vaste cicatrice qui s'ulcérait avec une grande facilité, dès que le malade se livrait à la marche.

Incapable de travailler pour vivre, il entra en 1873, à l'hôpital de la Charité, où je constatai sous la cicatrice une hyperostose générale du calcanéum donnant à la face inférieure de cet os une convexité notable, qui tendait les téguments formés, en partie, de tissu inodulaire et ulcérés.

Je crus devoir mettre à nu la face plantaire du calcanéum et enlever par un trait de scie toute la portion saillante de cet os. La cicatrisation fut très-longue à obtenir, malgré de très-nombreuses greffes dermo-épidermiques. Après 10 mois de séjour à l'hôpital, le malade était guéri; mais, à peine sorti, il vit de nouveau son talon s'ulcérer. Il rentra à la Charité, en novembre 1874, décidé, disait-il, à subir toutes les opérations possibles pour être délivré de son infirmité. Je ne lui cachai pas que la guérison était bien difficile à espérer sans un gros sacrifice, et peut-être, serais-je obligé de supprimer le pied dans sa totalité. Le malade était alors résolu à tout; mais, au bout de quelques jours, quand il fut question d'opération, il disparut brusquement de l'hôpital et ne revint qu'après trois jours, en demandant si on ne pouvait pas employer un autre moyen moins radical qu'une amputation.

C'est alors que, dans l'espoir de détruire complètement toute la saillie du talon et de cacher la cicatrice au fond d'une excavation, je me décidai à pratiquer l'ablation complète du calcanéum, le 9 décembre dernier. Le procédé que je mis en usage fut à peu près celui de Clifford Morrogh; une incision courbe à concavité supérieure, faite à la face interne de l'os, depuis le tendon d'Achille jusque sur le cuboïde, permit de mettre l'os à nu, en *conservant le périoste*, assez facile à détacher, avec la gaîne du long péronier latéral Ce qui allongea beaucoup la durée de l'opération, ce fut la difficulté de dégager la portion antérieure et la petite apophyse de l'os, la section du ligament en Y ne pouvant se faire qu'à petits coups avec la pointe du couteau; encore les dernières portions de ce ligament durent-elles être arrachées plutôt que sectionnées. Si les mêmes circonstances se représentaient, je n'hésiterais pas à sectionner la petite tête du calcanéum au moyen des cisailles de Liston ou d'une petite scie, pour l'enlever ensuite.

Après une longue suppuration et une fusée purulente dans la gaîne du long péronier latéral, le malade est aujourd'hui en voie de guérison très-avancée. »

(Le professeur Trélat termine la communication par des considérations sur le Manuel opératoire, qui trouveront leur place ailleurs). Bull. de la Soc. de chir., séance du 24 février 1875, t. 1, n° 3, p. 202, 1875.)

Obs. XXII (inédite), 26 déc. 1874, Ollier. — Ostéite raréfiante chronique; carie du calcanéum avec fongosités intra-osseuses; tunnellisation au fer rouge sans résultat; extirpation sous-périostée totale du calcanéum; guérison; reproduction osseusse déjà très-avancée, onze mois après l'opération.

Joseph Minssieux, de Brignais (Rhône), 10 ans. Pas d'accidents scrofuleux, mais tempérament lymphatique, complexion chétive, anémie très-prononcée. La mère raconte que trois ans auparavant, l'enfant étant tombé dans un ruisseau resta longtemps avec ses habits mouillés. Un an après cet accident, des douleurs se déclarèrent dans le talon gauche; elles étaient accusées surtout la nuit. A partir de ce moment, l'enfant se mit à clocher, sans que ses parents vissent rien d'anormal à l'extérieur. Au bout de 7 mois environ, une légère tuméfaction se montra sur le côté interne du pied sans être accompagnée de douleur vive. Il se se fit spontanément une ouverture qui donna issue à une faible quantité de pus séreux.

Envoyé aux Eaux de Salins par le Dr Emery qui avait expressément défendu de laisser faire le moindre pas au jeune malade, celui-ci revint des Eaux avec une notable amélioration de l'état général, mais sans aucune amélioration locale.

En janvier 1874, on vient consulter M. Ollier.

Le pied était alors dans un état peu grave en apparence; la fistule interne versait toujours quelques gouttelettes de sérosité.

M. Ollier introduisit une sonde dans le trajet fistuleux et parvint dans une lacune osseuse tapissée de fongosités et dont les parois très-friables se laissaient traverser par l'instrument en rendant ce bruit de fracture lamellaire propre à la carie.

L'état général n'était pas satisfaisant, l'enfant était très-anémique. M. Ollier prescrivit un traitement général, et des injections iodées à faire dans la cavité du calcanéum.

Mai 1874. Aucun changement ne se produisant dans l'état local, M. Ollier résolut d'employer la cautérisation au fer rouge. Avant d'y procéder, M. Ollier voulant se rendre bien compte de l'état des parties, introduisit un stylet au milieu des fongosités qui remplissaient le trajet et venaient proéminer à son orifice. Le stylet s'enfonça de presque toute l'épaisseur du calcanéum, la pointe devait n'être séparée des parties molles externes que par une mince couche osseuse. Pour attaquer plus commodément l'os et pour éviter de léser l'artère tibiale postérieure et les gaînes tendineuses de la gouttière du calcanéum, M. Ollier fit une incision sur la face externe du talon, au niveau de l'extrémité du stylet. Par cette ouverture cutanée, il perfora la lame externe de l'os et entra dans le trajet fistuleux. Après avoir enlevé les fongosités, creusé avec la gouge les surfaces malades, il appliqua le fer rouge de dehors en dedans, de manière à creuser une sorte de large tunnel dans la partie moyenne de l'os. Un tube de drainage fut passé dans ce tunnel.

Notons qu'avec les bourgeons charnus qui furent ramenés se trouvaient de petits séquestres, les uns vasculaires, les autres noirâtres.

La réaction ne fut pas très-vive.

Huit jours après la cautérisation actuelle, hémorrhagie très-abondante provenant probablement d'une branche de la calcanéenne externe, et qui fut arrêtée avec de la charpie imbibée de perchlorure de fer et la compression. A la chute du tamponnement, seconde hémorrhagie huit jours après la première, mais beaucoup moins grave et qui fut maitrisée de la même manière. Ces pertes de sang avaient encore beaucoup affaibli le jeune malade et considérablement aggravé son aglobulie.

L'état local étant toujours stationnaire pour le calcanéum et les articulations calcanéo-astragaliennes, ainsi que l'articulation calcanéo-cuboïdienne étant envahies, et d'un autre côté, comme le fera voir l'examen de la pièce, les cartilages étant transformés en fongosités, M. Ollier se décida à l'extirpation du calcanéum, qui était, du reste, le seul os du tarse en souffrance.

26 décembre 1875. *Opération.* — L'enfant étant anesthésié, M. Ollier exécuta l'ablation du calcanéum d'après le procédé qu'il a préconisé. Nous n'avons qu'un détail à signaler. Dans l'effort qui fut fait avec la pince de Langenbeck pour luxer l'os du talon, celui-ci se brisa à un demi-centimètre de son extrémité articulaire cuboïdienne. La portion restante, très-friable d'ailleurs, fut détachée avec le détache-tendon et enlevée par fragments, au moyen du davier à résection. Tout l'os fut ainsi extirpé, à l'exception d'une petite parcelle de la petite apophyse interne, qui était très-adhérente et qui paraît vivante.

La cavité fut bourrée de charpie imbibée d'eau phéniquée, et le membre fut placé dans un bandage ouato-silicaté, qu'on fenêtra, dès le surlendemain, sans toucher au coton. Au bout de quatre ou cinq jours, le coton fut enlevé à la hauteur de la fenêtre et le pansement fut fait en laissant dans la plaie les plumasseaux de charpie encore adhérents.

L'état général commença à s'améliorer, dès les premiers jours qui suivirent l'opération, mais il ne se releva que très-lentement.

La *cicatrisation* de la plaie opératoire s'acheva au mois de mars (un mois et demi après environ), alors que du côté interne, au niveau de l'ancienne fistule, persistait un suintement séro-purulent. De ce côté, la cicatrisation ne fut complète qu'au mois d'août 1875 (huit mois après environ), et jusqu'à ce moment le pied présenta de l'engorgement œdémateux.

Pour ce qui regarde le *retour des fonctions du membre*, il y eut un peu de lenteur. L'opéré ne commença à marcher avec deux béquilles qu'au mois d'avril 1875 (quatre mois après environ). Au mois de juillet, l'enfant appuyait son pied sans douleur et pouvait se tenir debout sur lui seul. Il le tournait aussi plus facilement en dedans qu'il ne l'avait fait jusque là. Au mois d'août, il marchait bien sans soutien, et depuis le mois de novembre (dix mois après), il a cessé de mettre un coussinet sous le talon réséqué.

Au point de vue de la reproduction osseuse, on a noté, le 12 juillet 1875 (sept mois), que le talon opéré avait repris presque le volume de l'autre. Mais, en le palpant avec soin, on se rendait vite compte qu'une grande partie de ce volume appartenait à l'infiltration inflammatoire qui persistait encore. Il y avait très-manifestement, au niveau du tendon d'Achille, une masse osseuse considérable qui paraissait aussi grosse que la tubérosité postérieure normale du calcanéum, mais qui ne l'égalait pas, à beaucoup près, en réalité, comme le démontra plus tard la *mise au net de l'os nouveau*, par la disparition de l'infiltration plastique de parties molles circonvoisines, au retour de l'enfant des Eaux de la Mothe (juillet 1876).

La force du pied a été explorée en janvier 1876, au moyen du dynamomètre. Elle était alors de 11 kilogram. pour le pied opéré, et de 22 kilogr. pour le pied sain.

Aujourd'hui 3 février 1876 (treize mois après), elle est de 15 kilogr. pour le pied opéré et de 22 encore pour le pied sain. Le premier a donc gagné 4 kilog. de force en un mois.

Nous n'avons pas besoin d'ajouter qu'il s'agit ici de la force d'extension du pied dont la saillie métatarsienne s'applique sur un dynamomètre.

Cette investigation est très-importante, car elle donne la mesure de l'action du triceps sural, de la force de résistance de la voûte plantaire et par suite de l'os régénéré.

A cette date, 3 février, notre examen nous a fourni les mensurations suivantes :

De l'extrémité inférieure de la malléole interne au milieu de la face inférieure du talon:

Pied sain :	81 millim.
Pied opéré :	66 «

De l'extrémité inférieure de la malléole interne au milieu de la face inférieure du talon :

Pied sain :	70 millim.
Pied opéré :	60 «

Plus grand diamètre du talon :

Pied sain	49 millimètres.
Pied opéré	39 »

Diamètre intermalléolaire :

Pied sain	63 millimètres.
Pied opéré	63 »

De la partie la plus postérieure du talon à la tête du cinquième métatarsien :

Pied sain 85 millimètres.
Pied opéré 72 »

De la partie la plus postérieure du talon à l'extrémité du petit orteil :

Pied sain 170 millimètres.
Pied opéré 160 »

Le talon du côté opéré est donc plus petit d'environ un centimètre dans tous les sens que celui du côté sain.

Sa forme est normale, la voûte plantaire qui se dessinait déjà, dès le mois de juillet 75, est très-accusée ; elle est cependant moins arquée que de l'autre côté. C'est en somme un pied normal plus petit.

Les muscles de la jambe sont encore atrophiés, mais ils tendent avec force le tendon d'Achille, comme le prouvent les chiffres accusés par le dynamomètre.

Sur la face externe, on voit la cicatrice angulaire de l'opération; elle ne suppure plus, depuis longtemps. Elle est très-enfoncée, la sonde y pénètre d'une longueur de 2 centimètres, au point le plus profond. Elle n'est le siége d'aucune douleur, ni la source d'aucune gêne.

Nous avons dirigé tout particulièrement notre attention sur la reproduction du calcanéum. La saillie du talon est très-accusée, moins cependant qu'au mois de juillet, parce que l'œdème inflammatoire a disparu, et que le nouvel os est mis au net. Lorsqu'on saisit le talon à pleine main, on sent en arrière, au niveau du tendon d'Achille, une grosse masse dure, à résistance osseuse. Le nouvel os se prolonge sans interruption d'arrière en avant sur le côté interne ; sur le côté externe il est incomplet, car il loge la profonde cicatrice opératoire en son milieu. Au-dessus de la cicatrice et au-dessous de la malléole externe, cette face présente une masse osseuse assez considérable; immédiatement au-dessus de la lèvre inférieure de la cicatrice, on ne sent pas de tissu osseux très-abondant ; mais, par contre, la face inférieure offre une belle reproduction. En résumé, la régénération du calcanéum traduit exactement la forme de la capsule périostique de l'ancien os, et elle ne fait défaut qu'au point où cette enveloppe ostéogène a été incisée pour la résection.

Fonctionnement du pied. — Tous les mouvements du pied s'accomplissent avec facilité, le pied étant libre ou servant de point d'appui. En les imprimant avec une main, l'autre étant appliquée sur le cou-de-pied, on perçoit un frottement rude dans l'articulation tibio-tarsienne, dû sans doute à un épaississement de la synoviale et des ligaments causé par la longueur de la maladie.

L'enfant marche, court sans se fatiguer plus qu'un autre et de la façon la plus normale. Cependant, lorsqu'il veut trop forcer l'allure, on voit son pied faucher légèrement. Dans la marche et le pas accéléré ordinaires, il décompose parfaitement tous les temps du pas, relève le pied du talon à la pointe. Enfin, il peut non-seulement se tenir debout sur le seul pied opéré, mais encore il peut, étant debout sur ce seul pied, relever le talon et se tenir sur la pointe du pied (pied nu), en s'appuyant légèrement sur une table avec les deux mains. Lorsqu'il fait le même exercice, le pied chaussé, il n'a besoin de s'appuyer que d'une main sur la table. Nous avons voulu nous rendre compte de l'appui que l'enfant emprunte, dans cet exercice, à la table sur laquelle il posait la main, et nous avons constaté qu'il est extrêmement peu considérable. C'est plutôt pour maintenir l'équilibre que pour s'aider qu'il recherche un appui dans cet exercice, que l'on fait difficilement, sans perdre bien vite l'équilibre avec un pied parfaitement sain.

Le résultat, quoique lent, de cette extirpation du calcanéum, treize mois après l'opération, est déjà excellent, à tous les points de vue.

Il est bon de remarquer que l'état général du sujet et la nature de la lésion osseuse étaient deux fâcheuses conditions du succès, la première en rendant les processus réparateurs plus lents en général, la seconde en ne donnant pas la ressource d'un périoste épaissi et très-prolifique, comme dans les ostéo-périostites phlegmoneuses. Le jeune âge du sujet, le résultat déjà acquis et la conservation du cartilage épiphysaire qu'on a laissé soigneusement adhérent au tendon d'Achille (M. Ollier insiste beaucoup sur ce temps de l'opération chez les enfants), autorisent à compter sur une reproduction encore plus parfaite. M. Ollier a déjà remarqué que la marche, l'exercice du membre, après les résections, entretiennent longtemps l'activité ostéogénique du périoste et complètent à la longue la reconstitution de l'os et la guérison. On peut donc espérer que, dans 6 à 8 mois, toutes les fonctions de l'organe seront parfaitement récupérées.

Examen de la pièce. — L'os enlevé représente la presque totalité du calcanéum (moins une parcelle de la petite apophyse interne). Toute la partie osseuse du calcanéum a été extirpée. La couche compacte, très-amincie d'ailleurs, était adhérente au périoste sur presque toute la périphérie du calcanéum. Car la substance molle de l'os est à nu partout, excepté sur la face interne, où l'on voit une large plaque de lame compacte, au-dessus de laquelle se trouvent des productions ostéophytiques nées sur les coulisses tendineuses. Un canal traverse de part en part la partie moyenne de l'os; ses parois présentent un tissu osseux plus dense, plus plastique, qu'il faut rapporter à l'influence modificatrice du cautère actuel; en un point de son trajet, on remarque une portion séquestrale vasculaire. Quant aux cartilages des articulations calcanéo-astragaliennes, on n'en retrouve plus trace sur la pièce qui présente à ce niveau la substance osseuse nue. Ils ont donc été transformés en tissu granuleux.

En résumé, nous avions donc affaire à une ostéite raréfiante fongueuse.

Obs. XXIII, 1874-1875, Ollier et Gayet. — Carie du calcanéum droit. 1° Ablation d'un séquestre intra-osseux par M. Ollier, le 4 déc. 1874. 2° Extirpation de la partie restante du calcanéum par M. Gayet, le 22 février 1875. 3° Amputation de la jambe droite au tiers inférieur par M. Gayet, le 18 sept. 1875. Sortie de l'hôpital deux mois après, très-bien guéri de cette opération et marchant avec un tuteur. (Inédite).

Veillaton Louis, de Salignat (Ain), cordonnier, 30 ans, tempérament lymphatique, débilitation très-grande. Pas d'antécédents héréditaires. Frères et sœurs en parfait état de santé. Fièvre intermittente dans la première enfance; jamais rien du côté des organes pulmonaires. A 14 ans, ayant fait une marche forcée de 28 kilomètres, il rentra chez ses parents exténué de fatigue et souffrant énormément dans la jointure tibio-tarsienne. Le lendemain il n'a pu se lever à cause de la douleur; le cou-de-pied avait grossi pendant la nuit, surtout en dehors, au niveau de la malléole externe, où la peau était plus rouge. Après un mois de souffrances aigües et de repos forcé au lit, une ouverture se crée spontanément au point indiqué, en donnant issue à une grande quantité de pus mêlé de stries sanguines et nauséabond. Cette ouverture ne s'est fermée qu'au bout de cinq à six ans.

Quelques jours après l'accident premier dont nous venons de rapporter la terminaison, un abcès froid s'est déclaré sur le haut de la face interne de la cuisse. La collection purulente s'est formée lentement, pendant plusieurs mois, sans douleur, et s'est ouverte spontanément. Le pus qui s'en est écoulé était jaune, épais, sans mélange de sang, peu odorant, exempt de tout débris osseux. Après l'abcès de la cuisse, il s'en est bientôt formé trois autres à des niveaux différents sur la jambe droite (côté malade), puis un à l'avant-bras, puis trois au bras, un peu au-dessus du pli du coude. Bref, à un moment donné, le malade portait douze foyers de suppuration, et, en outre, une ophthalmie pustuleuse. Les cicatrices ridées particulières aux abcès scrofuleux que l'on remarque sur les points signalés témoignent de l'existence et de la nature de ces collections purulentes.

L'abcès fistuleux siégeant à la hauteur de la malléole externe a seul livré passage à un séquestre assez gros, spontanément, au bout de trois ans. Après son élimination, le trajet s'est oblitéré lentement.

Six ans après l'apparition des premiers accidents, — le malade avait alors 20 ans — des douleurs ont éclaté dans le talon qui a augmenté de volume. Cette région a été douloureuse pendant un an, puis un abcès s'est ouvert sur la face externe, du pus verdâtre, extrêmement fétide s'en est échappé, entraînant par intervalle, de petits séquestres. Plus tard, une autre fistule s'est établie sur la face interne du calcanéum. Ces deux fistules calcanéennes se bouchaient et se rouvraient alternativement.

Notons que le malade n'a été empêché de marcher que dans les deux premières années de sa maladie, que les années suivantes, c'est-à-dire, à partir de 16 ans, il a travaillé sans discontinuer comme apprenti, puis comme ouvrier cordonnier chez son père.

Jamais, avons-nous dit, de trouble pulmonaire. Tout le traitement qu'il a opposé à son mal a consisté dans l'usage très-intermittent de l'huile de foie de morue. En 1874 seulement, il songea à se guérir et entra dans ce but à l'Hôtel-Dieu de Lyon, le 19 novembre, salle Saint-Sacerdos, service de M. Ollier.

Le 4 décembre 1874, 1re *Opération : Ablation d'un séquestre intra calcanéen*. M. Ollier ayant fait endormir le malade commença la résection du calcanéum suivant le procédé particulier qu'il a décrit dans son *Traité de la régénération des os.* Il ne tarda pas à voir que l'os n'était pas entièrement altéré, que le centre seulement était frappé de nécrose. Il se borna donc à l'extraction du noyau séquestré et à la rugination des parois de la cavité atteintes d'ostéïte. Mise en bandage inamovible.

Lorsque cet appareil fut levé, on trouva la cavité calcanéenne suppurante.

L'état local ne s'améliora pas dans les mois qui suivirent. Car, lorsque M. Gayet prit le service de St Sacerdos, il trouva le pied dans les conditions très-mauvaises. L'observation prise au mois de février 1875, relate les renseignements ci-après.

Depuis l'opération pratiquée par M. Ollier, la plaie ne s'est pas fermée (2 mai). Il s'est même ouvert des fistules sur tout le côté interne du talon; en outre, une fusée purulente s'est faite le long de la face interne du tendon d'Achille; plusieurs fistules fongueuses donnent entrée dans ce foyer péri-tendineux.

En présence de cet état, qui démontre que la maladie n'est point du tout enrayée et que toute l'apophyse du calcanéum est profondément atteinte, M. Gayet se décide à une nouvelle opération, ayant pour but d'achever la résection du calcanéum: 1° parce que l'os parait lésé en entier; 2° parce qu'une opération partielle n'avait pas réussi; 3° parce qu'une cautérisation potentielle (qui était proposée), arrivant par la face interne du pied, risquait de détruire les appareils nourriciers de l'organe.

22 févier 1875. 2e *Opération : Extirpation sous-périostée du calcanéum par le procédé de M. Ollier*. La compression d'Esmarch étant appliquée, on plongea le couteau entre les lèvres de l'incision faite par M. Ollier, pour l'agrandir, et l'on commença laborieusement la dissection sous-périostée de l'os. Cette dissection achevée jusqu'à la partie antérieure, on essaye l'extirpation avec la pince de Langenbeck. L'os étant extrêmement friable se cassa près de son apophyse antérieure, laissant voir sur les surfaces de brisement la dégénération graisseuse dont il était frappé. L'opération fut terminée par le grattage de la partie qui ne s'était pas immédiatement détachée. Le calcanéum fut ainsi complètement réséqué.

Lorsqu'on enleva l'ischémie, le sang afflua très-abondamment, jaillissant surtout par deux artères, la péronière et l'une de ses collatérales. Ces vaisseaux furent aisément liés. Quant aux autres sources de l'hémorrhagie, elles furent taries à l'aide du fer rouge qui avait, en outre, l'avantage de détruire les fongosités de la cavité périostique.

On avait de la sorte un vaste hiatus dans lequel la gaîne seule du long péronier latéral avait été ouverte. Cette cavité présentait une paroi interne fongueuse se continuant avec le décollement à surface fongueuse aussi, qui remonte le long du tendon d'Achille. Le fer rouge fut promené sur tous ces bourgeons charnus de mauvais aspect.

La cavité de résection fut comblée de bourdonnets de charpie imbibée d'eau de Pagliari.

Dans le but de prévenir la stagnation du pus au fond de l'excavation profonde résultant de l'extirpation totale du calcanéum, M. Gayet adapta un bandage ouato-silicaté dans lequel il plaça le membre opéré, un appareil destiné à faire le vide dans cette cavité et à entrainer continuellement tous les liquides par aspiration continue. Malheureusement, cette tentative d'assainissement continuel de la plaie ne donna pas de bons résultats. Nous n'en décrirons pas les diverses phases, parce que nous serions entrainés trop loin. Nous abrégeons notre observation.

Le 11 mars. Etat général sensiblement amélioré.

Le 5 avril. Enlèvement du bandage. Le vide laissé par la résection n'est pas encore comblé de bourgeons. M. Gayet fait observer à ce propos, que la deuxième période de la cicatrisation des plaies est ralentie sous les bandages. La plaie que nous avons sous les yeux est franchement granuleuse, surtout sur son pourtour cutané. Mise en gouttière de Bonnet, pansement à découvert avec l'huile d'eucalyptus.

Du 2 au 20 mai. Au-dessus de la malléole externe, sur une étendue de 5 centimètres environ, rougeur, douleur et tuméfaction; ramollissement du tissu sous-jacent à la peau.

Le 2 juin. La cicatrisation de la cavité calcanéenne est à peu près complète; elle a marché de dehors en dedans. Il n'y a plus que le fond de l'excavation qui suppure encore, même état que ci-dessus pour le voisinage du péroné et du tendon d'Achille.

Le 24. Départ pour l'hospice des convalescents de Long-Chêne.

Août. Retour de Long-Chêne. Aucune amélioration dans l'état local. L'état général semble moins bon.

Septembre. Même état localement. Cavité calcanéenne entièrement tapissée de tissu cicatriciel, assez large pour admettre facilement le petit doigt. Le malade porte ainsi une anfractuosité creusée dans son talon et s'ouvrant sur la face externe de celui-ci. Rien n'est changé du côté du péroné, ni des tendons des péroniers, ni du tendon d'Achille; trajets fistuleux extrêmement profonds.

Le malade maigrit de plus en plus; l'anémie est plus sensible que jamais ; inappétence. Rien du côté de la poitrine.

Ce voyant, le malade demande qu'on l'ampute. M. Gayet espère que cette mesure radicale ne sera pas nécessaire. Il compte que l'ouverture des trajets fistuleux qui courent en arrière du péroné et sur la face postérieure du tibia, combinée avec la rugination des parties altérées de ces os, s'ils le sont, suffira pour compléter la guérison.

Le 18 septembre 1875. 3e *Opération* : *Amputation de la jambe droite au tiers inférieur.* (Compression d'Esmarch jusqu'au milieu de la cuisse; anesthésie à l'éther; torsion des artères avec les pinces de Tillaux.) La section des trajets fistuleux découvre, entre le tendon d'Achille et les faces postérieures du tibia et du péroné, une grande cavité fusiforme remplie de fongosités. Le tendon d'Achille adhère fortement à la peau ainsi que le tendon du long péronier latéral. La section du tendon d'Achille unie à la compression de la jambe n'aurait certainement pas pu mettre un terme à la suppuration et déterminer la soudure en masse de tous les éléments constituant le tiers inférieur de la jambe et la région postérieure du pied. La fonte du tissu cellulaire de ces parties, la rigidité de la peau, la mauvaise nature de la prolifération des gaînes tendineuses ne permettaient pas d'espérer ce résultat, et la débilitation du malade défendait de le poursuivre. L'amputation fut décidée, séance tenante.

Lorsque le malade commença à se réveiller, il fut pris d'un tremblement général incoercible qui rendit l'application du pansement assez difficile. Bandage ouaté.

Examen de la pièce. Voy. notre ch. 1, p. 36.

Suites de l'amputation. Jamais, à aucun moment, ni souffrance, ni fièvre, comme en témoigne le tracé thermique qui oscille pendant plus de 20 jours entre 37° et 38°. Au 21e jour, on enlève le bandage inamovible au coton, et l'on trouve la plaie parfaitement cicatrisée. A partir de la seconde semaine qui a suivi l'amputation, l'état général s'est visiblement amélioré tous les jours.

Le malade prend des couleurs et de l'embonpoint à en être méconnaissable. Si quelqu'un exprime jamais des regrets sur la perte de son pied, ce ne sera certes pas lui.

Un mois après, il sort avec un tuteur et bien heureux de laisser à l'hôpital un membre qui l'a privé si longtemps, pendant 18 ans, de la santé, cette fortune du pauvre.

En résumé, 23 observations d'ablation sous-périostée du calcanéum :

Série génér.	Série s.-pér.	
6	1	Mayer, 1845, H. de 48 ans : Régénération nulle, amputation de la jambe.
31	2	Hilton, 1855, jeune homme : Reproduction.
34	3	Johnson. 1856, F. 9 ans : Obs. incomplète.
40	4	Langenbeck, 1859, F., 9 ans : Reproduction très-belle.
43	5	id. 1861, F., 11 ans : Reproduction très-belle.
52	6	Heine, Claus et Langenbeck, 1864, soldat : Reproduction très-belle.
53	7	Lücke, 1864, soldat : Reproduction commençante.
54	8	Annandale, 1864, H, , Reproduction pas indiquée.
55	9	Ollier, 1865, F., 15 ans : Reproduction très-belle.
60	10	Ollier, 1866, H., 36 ans : Reproduction commençante, mort des suites de phthisie, deux ans après.
61	11	Giraldès, 1866, enfant : Reproduction très-belle.
62	12	Lehmann de Polzin, 1867, H., 40 ans, Reproduction osseuse parfaite.
63	13	Annandale, 1867, H., 17 ans : Reproduction pas indiquée.
66	14	Ollier, 1867, H., 38 ans † : Reproduction de petites masses ; mort des suites de l'opération.
68	15	Lejeal, 1868, H., 21 ans : Reproduction (?) amputation.
70	16	Polaillon, 1869, F., 25 ans † : Mort par infection purulente.
71	17	Kappeler, 1870, H., 10 ans : Rep. Nulle.
72	18	Létiévant, 1872, F., 30 ans † : Mort par infection purulente.
75	19	Ollier, 1873, H., 15 ans : Reproduction parfaite.
76	20	Holmes, 1874, H., 14 ans : Reproduction pas indiquée.

77 21 Trélat, 1874, H., 30 ans : Reproduction incomplète.
78 22 Ollier, 1874, H., 11 ans : Reproduction très-avancée.
79 23 Ollier et Gayet, 1875, H., 30 ans : Reproduction nulle, amputation.

CHAPITRE IV.

Manuel opératoire.

La résection du calcanéum n'a pas trouvé jusqu'ici, en France, grande faveur auprès des auteurs de chirurgie opératoire. C'est à peine s'ils accordent une place à cette opération dans leurs traités. Que disent Lefort et Guérin?

« Pour ma part, dit Lefort dans « la *Médecine opératoire de* « *Malgaigne,* » malgré le fait très-remarquable de Lejeal, communiqué à la Société de chirurgie, j'ai été défavorablement impressionné par les cas, même trouvés heureux, qu'il m'a été donné de rencontrer à Paris et à Londres. Du reste, aucune comparaison ne peut être établie entre le pied et la main. A la main, un doigt difforme est utile ; au pied, il faut une base de sustentation solide ; mieux vaut la bottine d'une amputation tibio-tarsienne qu'un pied déformé par une résection. » (P. 455.)

Guérin, dans ses *Eléments de chirurgie opératoire*, s'exprime de la sorte :

« La situation du calcanéum, son importance physiologique pour la marche, ses rapports avec des tendons qu'il faut couper, le danger auquel on expose le malade, nous paraissent des raisons plus que suffisantes pour déterminer le chirurgien à ne pas tenter la résection de cet os. Cependant, comme des chirurgiens anglais n'ont pas craint de pratiquer cette opération, nous indiquerons les procédés que nous avons le plus souvent employés sur le cadavre. » (P. 239.)

Ces citations ne sont pas encourageantes, et rien d'étonnant à ce que le chapitre du manuel opératoire de l'extirpation du calcanéum soit encore à faire. Nous n'avons pas la prétention de combler cette lacune. Nous essaierons seulement de présenter un résumé très-succinct de ce côté de nos recherches. Le premier temps de l'opération consiste dans l'incision des téguments ; nous indiquerons comment elle a été pratiquée dans les nombreuses observations que nous avons recueillies. Quant aux autres temps, à la mobilisation et à l'extirpation de l'os, ils varient beaucoup avec les cas, et très-souvent ils ont dû se faire d'une façon très-irrégulière. Mais ils s'accomplissent sous l'empire de deux méthodes bien différentes : la méthode sous-périostée ou méthode nouvelle, et la méthode ancienne, dans laquelle on ne se préoccupe nullement du périoste. Comme types de la méthode ancienne, nous présenterons les procédés de Rigaud, de Guérin et de Roux; comme type de la nouvelle méthode, nous reproduirons le procédé de M. Ollier et de M. Langenbeck.

a). Incision.

1° *Incision sur la ligne médiane.*

Variétés : Incision médiane sur la face postérieure du talon à la plante du pied, s'y bifurquant en branches d'Y, et ces branches aboutissant à un étrier malléolaire (ablation d'une tumeur dans l'espace triangulaire) ; section du tendon d'Achille, par Atkinson, 1857. Incision médiane sur la face postérieure et inférieure du talon, suivant l'axe longitudinal, par Vanzetti, 1862, par Heine, Claus et Langenbeck, 1864.—Incision mauvaise, condamnée par tout le monde, parce qu'elle laisse à la face plantaire une cicatrice pouvant s'ulcérer par l'irritation de la marche.

2° *Incision transversale sous la plante du pied, en étrier.*

Variétés : Incision en étrier allant par dessous le pied d'une malléole à l'autre et sur cette première incision en faire tomber deux autres perpendiculairement à partir de l'articulation calcanéo-cuboïdienne sur chaque bord du pied ; section du tendon d'Achille, par Bonsfield Page, 1848. Incision en étrier d'une malléole à l'autre. En étrier, en arrière des malléoles et, sur la branche externe tirer une incision horizontale vers l'articulation calcanéo-cuboïdienne par Lücke. En étrier oblique du bord postérieur des malléoles au sommet du talon, par Heyfelder, 1862. En étrier vertical, avec une incision horizontale externe, d'avant en arrière, par Heyfelder, 1862. — Incision mauvaise et rejetée pour les mêmes raisons que précédemment.

3° *Incision en fer à cheval.*

Variétés : En forme de croissant de la malléole externe à la malléole interne passant sur la face postérieure du talon, par Robert, 16 septembre 1844. En fer à cheval, comme ci-dessus, au-dessous des malléoles et s'étendant en avant jusqu'au niveau et un peu au-delà de l'articulation calcanéo-cuboïdienne, tant en dedans qu'au dehors ; section du tendon d'Achille, Rigaud, 1844-45. En croissant, d'une malléole à l'autre sur la face postérieure du talon, Robert, 1848, Lücke, 1864. En fer à cheval, de la malléole interne à l'articulation calcanéo-cuboïdienne en passant sur la face postérieure du talon, et se bifurquant en petit V au niveau de l'articulation calcanéo-cuboïde, Robert, 1851. En fer à cheval, d'une malléole à l'autre, Robert, 1858. En fer à cheval, de la malléole interne à l'articulation calcanéo-cuboïdienne en dedans, Gant, 1862 ; Greenleaf, 1862. — Incision bonne.

4° *Incision en* T *sur la face postérieure du talon.*

Incision en fer à cheval de l'articulation calcanéo-cuboïdienne à face postérieure du talon, et sur le milieu, incision verticale suivant le tendon d'Achille, qui est sectionné, Erichsen, 1858. — Incision bonne.

5° *Incision en* Y *renversé.*

Branche verticale suivant le tendon d'Achille, les branches de bifurcation s'épanouissant du milieu de la face postérieure à la face plantaire.

6° *Incision latérale externe; variétés très-nombreuses.*

De l'extrémité postérieure de la face externe jusqu'au voisinage de l'articulation calcanéo-cuboïdienne, section horizontale, Robert, 16 octobre 1837. Latérale externe en T renversé, une ligne horizontale de la malléole externe jusqu'au-delà du cuboïde. Seconde incision verticalement sur celle-ci; section du tendon d'Achille, Robert, 1844. — Du milieu de la face postérieure du talon à l'articulation métatarso-cuboïdienne, et sur le milieu de cette incision horizontale externe une seconde incision allant vers le milieu du dos du pied, Robert, 1852.—Lambeau dorsal externe, Robert, 1854.

Nota. — Ces incisions, qui se dirigent vers le dos du pied, ont été faites dans le but de réséquer le cuboïde.

Lambeau carré sur la face externe du pied ainsi taillé : Incision verticale sur la partie postérieure du talon, incision verticale au niveau de l'articulation tarso-métatarsienne; réunion de ces deux incisions par une incision plantaire externe, section du tendon d'Achille, Clifford Morrogh, 1854. Incision postero-externe, Hilton, 1855. Incision horizontale externe, Athol Johnson, 1856. Incision postéro-externe du bord interne du tendon d'Achille à articulation calcanéo-cuboïdienne, Holmes, 1861. Incision courbe externe, Ollier 1865 (v. plus loin). Incision longitudinale sur la face externe de la jambe gauche et du pied, en conservant le tendon d'Achille, Pemberton, 1859 et 1861. Incision angulaire sur la face externe du pied, Langenbeck, 1859 et 1861. Incision curviligne externe, Polaillon, 1869. Incision courbe à concavité supérieure, Trélat, 1874.

Les incisions latérales externes sont préférables aux autres, parce qu'elles n'exposent pas à léser des organes importants à la nutrition du pied.

7° *Incision en marche d'escalier.*

Incision horizontale sur la face postérieure du talon, au niveau du bord supérieur du calcanéum, de l'extrémité externe de cette incision en abaisser une seconde perpendiculairement jusqu'au bord inférieur du calcanéum et de l'extrémité inférieure de celle-ci en tirer une troisième horizontale sur le bord externe du pied jusqu'à l'articulation calcanéo-cuboïdienne, Carnochan, 1855.

b). Méthode non sous-périostée, dite ancienne.

Dans tous les procédés de cette méthode, le périoste n'est pas conservé et le tendon d'Achille est sectionné. La section du tendon d'Achille n'a été évitée que dans quelques résections partielles et moyennes du calcanéum. Elle paraissait même inévitable, ainsi que le constatait M. Polaillon, en 1869. Robert, dans les préliminaires de son travail et à la fin de sa première observation, émet en principe que la section du tendon d'Achille ne doit inspirer aucune crainte pour le rétablissment dès fonctions du pied, le bout supérieur se soudant à la cicatrice. Il est donc bien vrai, comme l'a avancé M. Ollier, que tous les procédés autres que le sien font bon marché du tendon d'Achille. Nous avons cependant noté un cas dans lequel ce tendon n'a pas été coupé, celui de Pemberton, en 1861; mais cet auteur n'attachait sans doute pas une grande importance à ce point de l'opération; car, l'année suivante, il faisait la section du tendon d'Achille dans sa seconde extirpation totale du calcanéum. Même réflexion pour Langenbeck.

1° *Procédé de Roux* (1838).

« En 1838, Roux employa pour réséquer le calcanéum un procédé qui diffère de tous les autres par son originalité. Il fit de chaque côté du pied, un peu en avant du tendon d'Achille, une incision courbe qui, en contournant les malléoles, vint se terminer à 3 centimètres en avant d'elles, un peu au-dessus du bord du pied. Les deux incisions furent continuées en profondeur l'une vers l'autre au-devant du tendon d'Achille, de manière à l'isoler complètement jusqu'à son insertion.

Les parties molles furent disséquées sur les deux faces du calcanéum et, inférieurement, elles furent complètement détachées de la face inférieure de l'os, si bien que les deux grandes incisions latérales communiquaient l'une avec l'autre au-dessous du calcanéum, depuis les deux tubérosités qui servent d'insertion aux muscles plantaires, jusqu'à l'extrémité antérieure de la section cutanée. Une scie, introduite en avant du tendon d'Achille, sectionna l'os de haut en bas, de manière à séparer totalement la partie postérieure qui était maintenue en haut par les téguments et le tendon, et en bas par les téguments et les muscles plantaires. La partie postérieure du talon, ainsi mobilisée, fut fortement écartée en dedans, et les parties moyenne et antérieure du calcanéum mises à découvert furent réséquées. Le talon remis en place, les bords de la plaie furent rapprochés par des bandelettes. Malheureusement, cette singulière opération ne fut pas couronnée de succès. La peau se gangrena, il survint des érysipèles. On amputa la jambe et la malade mourut. Roux ne trouva pas d'imitateurs. » (Mémoire de Polaillon, 1869).

2° *Procédé de Rigaud* (1844-45).

1er *temps*. — Une section horizontale partant du talon, au niveau de l'insertion du tendon d'Achille, passe en descendant à un ou deux centimètres au-dessous des malléoles et s'étend en avant jusqu'au niveau et un peu au-delà de l'articulation calcanéo-cuboïdienne, tant en dedans qu'en dehors ; elle me permet de détacher un large lambeau plantaire qui tombe d'arrière en avant, en conservant toute l'épaisseur de l'abondante couche cellulo-graisseuse de la région, doublée par les muscles plantaires superficiels, ce que j'obtiens en rasant la face inférieure du calcanéum et en détachant les insertions aponévrotiques des muscles de la plante du pied. Les ligaments latéraux interne et externe sont coupés.

C'est alors qu'il faut apporter la plus grande attention à ne pas sectionner les tendons des péroniers latéraux ni ceux des fléchisseurs des orteils et extenseurs du pied. Il faut conserver intactes l'artère et les veines tibiales postérieures et particulièrement la branche plantaire externe de la première ainsi que les nerfs de la région. On les protége en même temps qu'on les éloigne du tranchant du bistouri au moyen de larges crochets mousses.

2° *temps.* — Le tendon d'Achille est coupé immédiatement à son insertion au calcanéum. A ce moment, le calcanéum est saisi d'arrière en avant avec une forte pince appropriée, afin de faciliter, par les diverses inclinaisons qu'on imprime à l'os, l'introduction du fort bistouri que l'on glisse entre les surfaces articulaires. Ainsi l'articulation calcanéo-astragalienne postérieure est ouverte en arrière ; alors on attaque par le côté externe l'articulation calcanéo-astragalienne en même temps que l'on va couper le faisceau ligamenteux interosseux ; après quoi,

3° *temps.* — L'on vient en avant et en dehors séparer le calcanéum du cuboïde. C'est dans ce temps de l'opération qu'il faut redoubler de soins et d'attentions pour ne pas couper les tendons des péroniers latéraux et plus essentiellement celui du long péronier qui glisse dans la coulisse oblique de la face inférieure du cuboïde. Renversant alors le calcanéum en dehors, on achève toutes les sections nécessaires, après quoi l'on dégage le crochet de la tubérosité interne du calcanéum, sous lequel passent les vaisseaux et les tendons des muscles de la partie postérieure interne de la jambe. » (Rigaud, l. c).

3° *Procédé de Guérin* (1874).

a). Portant le tranchant d'un fort scalpel au niveau du bord interne du tendon d'Achille, au point où il s'insère sur le calcanéum, faites une incision horizontale qui, passant au-dessous de la malléole externe, vienne aboutir à 1 centimètre en avant de l'articulation calcanéo-cuboïdienne. De l'extrémité antérieure de cette incision, faites-en une autre qui, perpendiculaire à la première, vienne couper le bord externe du pied et se prolonger de 15 millimètres sur la face plantaire. Vous avez ainsi un lambeau que vous détachez en séparant l'os des parties molles qui le recouvrent. Dans ce temps de l'opération, les tendons des péroniers latéraux étant nécessairement dénudés, il faut les réséquer pour qu'ils ne deviennent pas un obstacle à la cicatrisation de la plaie.

Le tendon d'Achille étant coupé, on pénètre dans l'articulation calcanéo-cuboïdienne, puis dans celle qui unit l'astragale et le calcanéum ; on incise transversalement le ligament interosseux qui existe entre ces deux os, et, laissant le calcanéum, on détache les parties molles qui s'y incisent de ce côté. Dans cette partie de l'opération, on divise presque toujours l'artère plantaire, et l'on met nécessairement à nu les tendons des muscles extenseur commun des orteils et long extenseur propre du gros orteil, qui doivent avoir bien de la peine à vivre sans la gaîne dont ils sont ainsi privés.

La résection faite par ce procédé est une opération extrêmement longue et difficile.

b.) Si je devais extraire le calcanéum sur un homme vivant, j'aimerais mieux faire un large lambeau plantaire, dont la partie libre correspondrait au bord postérieur du calcanéum, et qui étant relevé, me laisserait voir toute la face inférieure de cet os. Pour entrer dans l'articulation calcanéo-astragalienne, je pratiquerais une incision verticale sur le tendon d'Achille, qui, par sa rencontre avec les sections du lambeau, donnerait lieu à une incision en T, dont les bords ayant été écartés découvriraient largement les os qu'on veut séparer. J'ai souvent répété ce procédé sur le cadavre, et je ne crains pas de dire qu'il est facile ; malheureusement il oblige à couper un grand nombre de muscles et de vaisseaux. » (A, Guérin, Eléments de chirurgie opératoire, p. 239).

Méthode sous-périostée dite nouvelle,
Procédé d'Ollier, 1865.

1er *Temps. — Incision des parties molles jusqu'à l'os.* — Cette incision a une forme coudée ; elle comprend une portion verticale et une portion horizontale ; la portion verticale suit le bord externe du tendon d'Achille, la portion horizontale le bord externe du pied. On la commence le long du bord externe du tendon d'Achille, à 2 centimètres au-dessus du niveau de la pointe de la malléole externe. On la dirige en bas jusqu'au-dessous de la tubérosité externe du calcanéum : le bistouri change alors de direction, et suit le bord externe du pied jusque sur la face supérieure de l'apophyse postérieure du cinquième métatarsien. Cette partie de l'incision se dirige un peu en haut, afin de correspondre au bord supérieur de l'abducteur du petit orteil. L'incision cutanée étant tracée, et les limites du tendon d'Achille et de la masse musculaire plantaire étant reconnues par la vue et le toucher, on incise jusqu'à l'os, en allant avec prudence en avant, pour ne pas couper les tendons des péroniers.

2° *Temps.* — *Dénudation de l'os.* — On prend alors une rugine et l'on dépouille d'abord la moitié postérieure de la face externe du calcanéum, puis avec le détache-tendon on sépare à petits coups toute l'implantation du tendon d'Achille. Une fois ce tendon détaché, on le déjette en dedans avec la peau qui le recouvre. On dénude ensuite la face inférieure de l'os, le tiers postérieur de la face interne, et l'on reprend la dénudation en avant. Les tendons des péroniers étant écartés par des crochets mousses pour être confiés à un aide spécial, et l'insertion du ligament péronéo-calcanéen étant détachée, on dénude la portion antérieure ou grande apophyse du calcanéum ; on ouvre l'articulation calcanéo-cuboïdienne en écartant les parties fibreuses qui l'entourent. Le ligament calcanéo-cuboïdien interne ne peut être atteint que plus tard.

3° *Temps.*—*Section du ligament interosseux calcanéo-astragalien.*—*Complément de la dénudation.* — *Rupture ou section des ligaments calcanéo-scaphoïdiens.* — Jusque-là l'os n'a pu être mobilisé, il tient solidement aux autres os du tarse ; on n'a fait que le dépouiller de la plus grande partie de son périoste. On introduit alors un bistouri à lame étroite dans l'articulation astragalo-calcanéenne; on lui fait parcourir à deux ou trois reprises les deux facettes afin d'être bien sûr d'avoir coupé tout le ligament interosseux. C'est la même manœuvre que dans la désarticulation sous-astragalienne.

Le calcanéum est alors retenu par les coulisses fibreuses des tendons qui se réfléchissent sur la face interne et par les ligaments calcanéo-scaphoïdiens, ainsi que par le ligament calcanéo-cuboïdien interne. Mais comme il a acquis une certaine mobilité après la section du ligament calcanéo-astragalien, on le saisit avec un fort davier à plusieurs rangées de dents, on l'abaisse et l'on fait bailler l'articulation calcanéo-astragalienne, afin d'aller couper avec le détache-tendon les ligaments calcanéo-scaphoïdiens. On carte en outre le plus possible en dedans, avec des crochets mousses, la peau du talon ; on achève la dénudation de la face interne ; et, lorsqu'on sent qu'il ne reste que quelques adhérences qu'on ne peut pas atteindre directement, on les rompt par un mouvement combiné de torsion et de traction. (Ollier, Traité expérimental et Clinique de la Régénération des os, t. II, p. 272.)

Il est incontestable que le procédé de M. Ollier est

celui qui produit le moins de désordres et qui respecte le mieux toutes les règles de la désarticulation du calcanéum. C'est donc le procédé qu'il faut préférer. Mais il n'est cependant pas exempt de quelques inconvénients, d'un ordre bien secondaire, il est vrai, quand il y va de l'intérêt du malade, devant lequel tout chirurgien consciencieux doit s'oublier. Qu'importe la peine et le temps, lorsqu'on sauve un malade, lorsqu'on fait une opération dans les conditions les meilleures pour lui ? M. Ollier a donné, dans son dernier mémoire : *De l'extirpation sous-périostée du calcanéum*, d'excellents conseils, pour triompher des difficultés qui peuvent s'offrir dans tel ou tel cas. Dans la crainte d'amoindrir sa parole autorisée, nous les rapportons textuellement ici :

« Cette opération, dit-il, exige de la patience et surtout de la méthode pour son exécution régulière ; il faut avoir des instruments appropriés. La première condition est d'aller lentement et de séparer le tendon d'Achille avec le détache-tendon (ou rugine droite et tranchante par le bout), qui servira aussi à dépouiller l'os et qui permettra toujours d'exécuter régulièrement ce temps de l'opération, quelles que soient les adhérences du périoste à la couche osseuse sous-jacente : que l'os soit hérissé d'ostéophytes ou bien transformé en tissu graisseux ou fongueux plus ou moins friable.

« La friabilité de l'os crée des difficultés d'un autre genre. Quand on saisit le calcanéum avec mon davier multidenté (1), on le tient solidement, sans doute,

(1) M. Farabœuf a avantageusement perfectionné le davier multidenté, en l'articulant, de manière à écarter plus ou moins les branches,

pourvu que le tissu osseux ait une résistance suffisante; mais s'il est friable, les dents s'enfoncent dans son tissu et une forte pression l'écrase et le broie. Cet accident m'est arrivé deux fois; mais il n'a aucune importance sérieuse. Il rend seulement l'opération un peu plus longue, et l'on est obligé de la terminer par la fragmentation de la partie restante, ou bien, par l'extraction successive des parties déjà éclatées sous la pression du davier.

« Pour prévenir autant que possible cet inconvénient, il faut, avant de saisir l'os pour l'arracher et le tordre, détacher le plus possible ou sectionner avec un petit détache-tendon, bien tranchant par le bout, les divers ligaments qui retiennent le calcanéum et surtout les trousseaux astragalo-calcanéens. Dans les cas où l'on veut laisser l'extrémité antéro-externe ou grande apophyse du calcanéum, on sectionne l'os avec une cisaille, un peu en arrière de l'articulation calcanéo-cuboïdienne, comme je l'ai pratiqué chez Marius Bouvier. M. Trélat (*Bull. de la Soc. de chir.*, séance du 24 février 1875), a même proposé d'ériger en règle générale la section préalable de la petite tête ou grande apophyse du calcanéum pour enlever d'abord le fragment postérieur et terminer l'opération par l'ablation de la petite tête.

« L'incision curviligne de la peau longeant le bord inférieur du calcanéum (Erichsen, *Science and art of surrery*, t. 2, p. 208), et coupant le tendon d'Achille, faciliterait notablement la manœuvre; et si elle ne sacrifiait pas nécessairement le tendon d'Achille, on pourrait la mettre en balance avec l'incision externe. Je conviens que mon procédé est plus long et un peu plus difficile que ceux qui ont été antérieurement proposés; mais ce n'est là qu'une question secondaire en présence des résultats obtenus.

« Je ne prévois guère de cas où mon procédé serait inapplicable, ou du moins, d'une application trop difficile. On conçoit cependant que, dans certains cas d'exostose avec déformation considérable de la surface de l'os, l'opération puisse présenter de très-grandes difficultés; on pourrait alors recourir à l'incision curviligne contournant la partie postérieure du calcanéum et couper le tendon, comme dans le procédé d'Erichsen. Mais pour diminuer les inconvénients de ce procédé, on devrait suturer les deux bouts du tendon pour rétablir immédiatement sa continuité et prévenir la rétraction de son bout supérieur. Avec cette modification et le détachement régulier sur les deux faces de l'os, on aurait les principaux avantages de mon procédé, à la condition, toutefois, que rien ne vînt faire échouer la suture. On aurait même un avantage de plus, celui de pouvoir détacher plus régulièrement le périoste de la gouttière calcanéenne interne et d'éviter l'ouverture des gaînes contiguës. La suture du tendon nous permettra donc, au besoin, de corriger un des principaux défauts des procédés anciens. »

b) PROCÉDÉ DE LANGENBECK.

« *Des instruments nécessaires à l'opération.* — Et d'abord, n'importe quel scapel peut être employé pour la résection, mais, cependant, il faut préférer ceux qui sont forts. D'après Langenbeck, les scalpels forts à tranchant rectiligne, à manche poli et qui ont une pointe mousse pour inciser profondément les parties molles, sont les meilleurs. Il faut, en outre, des pinces à ligature, à dents de souris, à mors plats, des sondes ou spatules (specilla) orbiculaires, auriculaires, bombées. Et comme il est de toute importance de conserver intact le périoste, il faut user des plus grandes précautions pour le détacher. A cet effet, on se sert de :

Raspatoires (ou rugines) à tranchant aigu pour abraser et décoller le périoste.

Elévatoires de courbures variées, droits, un peu fléchis, courbes, au moyen desquels on détache et enlève le périoste. Ces instruments se termineront en pointe légèrement mousse et non coupante, et seront munis d'un manche s'adaptant bien à la main. L'instrument inventé dernièrement par Langenbeck et dont il a l'habitude de se servir pour le décollement du périoste dans l'uranoplastie, paraît être le meilleur pour détacher le périoste dans les résections des os du tarse. Cet instrument ayant la forme d'un pied de chèvre, a reçu de son auteur le nom d' « œgipode. » (Geifuss.)

Pour saisir, tenir et tirer fortement les os qui doivent être sciés dans l'opération, il faut des pinces que l'on choisira de préférence munies de dents courtes. Et même la pince de Langenbeck. qui est terminée par deux crochets solides et courts, peut seule suffire. Si cette pince ne pouvait être employée, on aurait la ressource [de se servir de crochets émoussés, parmi lesquels se recommande le crochet de Langenbeck.

Pour scier les os, les chirurgiens se servent préférablement de petites scies, à cause de la facilité avec laquelle on peut les introduire profondément. Les scies les plus propres aux résections des os du tarse sont les petites scies qui se terminent en pointe. Les scies arquées ne paraissent convenir que pour les os résistants. La scie la plus usitée est la scie à chaîne d'Aitkent, appelée très-souvent scie de Jeffrey qui, le premier, l'a recommandée pour les résections. Elle présente cependant d'assez graves inconvénients, — il arrive très-souvent en effet, que la scie est arrêtée dans le trajet qu'elle s'est tracé, — pour que malgré les éloges qu'elle parait mériter, Langenbeck ne s'en serve presque jamais. Enfin les meilleures pinces pour ces résections sont des pinces coupantes, grâce auxquelles on peut facilement se passer de la scie. On les emploie pour enlever les saillies osseuses et couper les os spongieux ramollis et raréfiés par la carie. Les plus appropriées sont les pinces de Liston auxquelles Charrière et Luer ont ajouté des crochets courts et tranchants. Car elles arrivent à pénétrer peu à peu dans la substance osseuse la plus dure.

Des ciseaux à tranchant aigu sont nécessaires pour enlever les parties superficielles atteintes de carie ou pour emporter des saillies osseuses ou des portions limitées d'os, et jusqu'à présent les chirurgiens ne se servaient pas d'autres instruments pour les résections. Comme ils présentent un grand nombre d'inconvénients, on les remplace aujourd'hui par des instruments nouveaux. Il faut avoir soin d'appliquer et de conduire dans le sens des fibres osseuses, le ciseau qui est enfoncé et poussé à coups de maillet de bois. On emploie aussi des daviers pour emporter les téguments externes et les cartilages ; enfin il faut se pourvoir de tout ce qui est nécessaire pour la compression et la ligature.

On peut se passer dans cette opération de fil galvanocaustique.

De la résection elle-même et du traitement consécutif à instituer. — Si dans toute opération il faut prendre garde de ménager, sans nuire à l'opération elle-même, le plus possible les parties du corps, ce soin est particulièrement indiqué pour les résections, On s'efforcera donc, après l'incision des parties molles, de mettre bien à découvert les os à réséquer et d'éviter que les organes nécessaires à la fonction du membre, tels que les principaux vaisseaux, nerfs, muscles et tendons, ne soient lésés. S'ils se trouvaient en péril, il conviendrait de faire l'incision dans l'interstice des muscles et des tendons. Mais il y a des régions où les os et les articulations sont très-peu recouverts et extrêmement accessibles ; telles sont les parties latérales du pied.

Il faut éviter avec non moins de soins de faire l'incision dans des points où la cicatrice sera ensuite fortement comprimée pendant la marche. Quant à la forme de l'incision, Syme (Abhandlung über die Ausschneidung Krankhafter Gelenke Von James Syme, 1832, p. 92.) pense qu'il faut les faire en forme d'X, en sautoir, procédé dont Chassaignac est moins partisan (Thèse de concours, 1850, p. 114). Celui-ci, en effet, conseille des incisions uniques droites, coubes, de telle sorte que les os puissent être le mieux dénudés, et que les parties détachées puissent ensuite être facilement réunies. La section transversale préconisée par Heyfelder pour la résection du calcanéum, laquelle est conduite tout autour de la partie postérieure du pied, au-dessus du talon, d'une malléole à l'autre, de même que l'incision lobulaire semi-lunaire dont la base est tirée en ligne droite de la malléole interne à la ligne médiane postérieure du talon ne paraissent devoir être employées que rarement à cause de la lésion du tendon d'Achille. La section longitudinale passant par le talon, la plante du pied et l'articulation calcanéo-cuboïdienne ne sera pas plus convenable, parce qu'elle laisse une cicatrice dans un point extrêmement peu propice ; mais c'est avec la section transversale d'une malléole à l'autre que l'on peut le moins arriver sur l'articulation calcanéo - astragalienne. Linhart a prescrit pour l'extirpation du calcanéum une incision ayant la forme d'un Λ.

La partie perpendiculaire de cette incision, longue d'un pouce et demi, suit le tendon d'Achille jusqu'à la tubérosité du calcanéum, point où elle se bifurque en deux parties, dont l'une, l'externe, s'étend au-delà de l'articulation calcanéo-cuboïdienne et l'autre, l'interne, arrive à deux pouces au-dessous de la malléole interne et mesure un pouce et demi de longueur. Comme il est constant que les dangers qu'entraînent les résections ne résident pas tant dans l'étendue de la plaie des os que dans la gravité des lésions des parties molles, il faut évidemment préférer les incisions simples aux incisions compliquées, les incisions uniques aux incisions multiples.

C'est pourquoi, Langenbeck fait, dans les résections des os du tarse, simplement une incision latérale, et jamais, à moins que la nécessité ne l'y contraigne, il ne se départit de cette méthode. Lorsque plusieurs os doivent être extraits, il abaisse sur cette incision une incision perpendiculaire. Si, par hasard, il y a des plaies et des fistules, il faut les réunir par une seule incision pour ne pas faire des incisions sans nécessité et en même temps il faut enlever les parties molles complètement altérées, perdues. Les plaies déchirées, contuses et les tumeurs seront, s'il est possible, transformées en plaies simples et récentes. Dans les luxations et fractures, l'incision sera faite sur la partie la plus saillante, à moins que les parties molles n'aient subi une solution de continuité, auquel cas l'incision sera pratiquée au niveau de la plaie.

L'incision faite, on dissèque les parties qui recouvrent l'os, au moyen du scalpel ou du spécillum (sonde, spatule), bombé (ventricosum) ; puis on décolle le périoste avec le raspatoire, l'élévatoire ou l'égipode (Geissfuss) ; ensuite un instrument est introduit entre l'os et le périoste, et les parties molles sont rabattues avec des crochets mousses ou des compresses, et cela fait, l'os est réséqué sur une partie saine et enlevé. Les vaisseaux qui donnent du sang sont tordus, ou ce qui est mieux, ligaturés.

Ensuite, la cavité créée par l'opération est comblée de plumasseaux de charpie, et les bords de la plaie, à l'exception de la partie la plus profonde, où le pus doit s'écouler, sont réunis par suture; la plaie elle-même est recouverte d'une compresse enduite de cérat. A l'hôpital royal de Berlin, on se sert, pour cette réunion, de sutures de fer, parce qu'elles sont plus solides que les fils de soie, et qu'étant absolument inaltérables, elles demeurent plus longtemps que ces derniers. L'opération terminée, on applique immédiatement, des orteils au milieu de la jambe, un bandage plâtré. De nos jours, à la vérité, plusieurs appareils et instruments ont été inventés, dans lesquels le membre est commodément et solidement fixé; mais cependant aucun d'eux n'égale en rien pour l'utilité le bandage en plâtre. Non-seulement le bandage plâtré procure ce résultat, que la forme du pied demeure inaltérée, que le pied est dans l'impossibilité de faire tout mouvement et que presque toute douleur est supprimée, mais encore il permet de le placer dans des bains d'eau, chose importante pour accélérer et assurer la guérison. C'est pourquoi, quelques heures après l'application du bandage, on y pratique une fenêtre, dont les bords sont avec soin arrondis et un peu rabattus pour que la plaie ne soit pas comprimée par des bords tranchants. Alors la compresse cératée est enlevée et la plaie est recouverte de charpie destinée à en absorber les sécrétions. Lorsque le bandage est tout à fait sec, ce qui peut avoir lieu au bout de vingt-quatre heures environ, on l'enduit avec un tampon de résine (resina dammara) dissoute dans l'éther. A l'hôpital royal de Berlin, on mélange trois parties de résine avec une d'éther. Déjà une heure après cette application résineuse, le bandage est imperméable aux liquides ; c'est pourquoi on peut, sans aucun danger pour sa solidité, le placer dans des bains d'eau, dont la température ne soit pas trop élevée; il faut y veiller.

Le plus haut degré de température que puisse avoir l'eau est de 27 à 28 degrés ; si le malade est en état de supporter plus de chaleur, on peut encore ajouter 2 à 3 degrés. On peut prolonger l'usage des bains jusqu'à ce que la plaie soit totalement guérie. Pendant la nuit, le membre ne pouvant pas facilement rester dans le bain, on le recouvre de plumasseaux de charpie, sur lesquels il repose commodément jusqu'au lendemain. La charpie enlevée, on lave la plaie avec de l'eau chaude et l'on replace ensuite le membre dans l'eau.

Pour les autres conditions qui doivent contribuer à la guérison, nous dirons encore qu'il faut avoir soin que l'air soit sain et la température bonne, ce que l'on obtient en renouvelant souvent l'air de l'appartement. Quelquefois aussi, les agents thérapeutiques sont utiles, et l'on doit y avoir recours. Diète modérée et basée sur la constitution du malade. Très-souvent, il faut prescrire une nourriture plus copieuse et plus substantielle, lorsque les forces ont été débilitées par d'abondantes suppurations. (In *De resectione ossium tarsi subperiostali.* Dissertatio inauguralis chirurgica... quam publice defendet auctor *Arminius Hillencamp*, Borussus saxonum, 1862. Berolini, typis expressit Gustavus Lange, 1862.)

CHAPITRE V.

Pansement et soins à prendre pour favoriser la guérison et la reproduction de l'os.

Pansement. — L'indication première est de bien nettoyer la cavité qui reste béante après la résection, et de la combler d'une substance qui en tienne les parois écartées. La plupart la remplissent de charpie molle et sèche (Solly, Robert), imbibée d'huile ou d'eau phéniquée (Ollier). Robert applique ensuite une couche de ouate, qu'il fixe par un bandage roulé de la pointe du pied jusqu'au-dessus du genou, puis il immobilise le membre, au moyen de deux attelles latérales. D'autres placent le pied dans un bandage plâtré, fenêtré au niveau de la plaie (Langenbeck). M. Ollier enveloppe le membre jusqu'au-dessus du genou dans un appareil silicaté, qu'il fenêtre au bout de quelques jours pour pouvoir faire les pansements nécessaires. Il a pour but de localiser l'inflammation et d'éviter les fusées purulentes dans les gaînes voisines. M. Ollier prescrit, en outre, tout le temps que le malade est dans l'appareil, de faire reposer le membre sur le côté externe, pour favoriser l'écoulement du pus.

D'autres auteurs, pour entretenir la plaie en état de propreté, font plonger le membre chaque jour dans un bain (Langenbeck, Lücke, Robert, etc). M. Lehmann de Polzin se sert d'une gouttière coudée à angle droit, et qui, au niveau du talon, porte une soupape que l'on abaisse pour faire le pansement. Cette disposition permet de maintenir le pied dans une immobilité complète, et de faire tous les pansements nécessaires. Le temps pendant lequel le pied doit être maintenu dans un appareil immobilisateur doit nécessairement varier suivant la rapidité du processus réparateur, dont l'énergie varie avec l'âge, les individus et une foule de circonstances extrinsèques. On est souvent obligé de renouveler ces appareils et de tenir le membre immobile pendant plusieurs mois. Lorsque la cicatrisation est achevée, si l'effacement du talon l'exige, on fait porter à l'opéré une chaussure à talon plus élevé, à semelle convexe en haut, ou bien l'on place sous le talon plusieurs doubles d'étoffe molle, des plaques de liége, de cuir, etc. Souvent on est forcé d'adapter à la chaussure une tige servant de tuteur. Mais quand faut-il permettre au malade de faire des mouvements ? Question très-délicate que l'expérience a résolue. Lorsque les symptômes aigus sont passés entièrement, on commence à imprimer de petits mouvements au pied, on permet au malade de se promener le pied en l'air avec des béquilles. Hilton, qui a beaucoup insisté, comme M. Ollier, sur le respect du périoste, des granulations et de l'épiphyse postérieure du calcanéum chez les enfants, insiste beaucoup aussi sur le repos mécanique dans cette opération. Lorsqu'il autorisait ses opérés à se lever, il plaçait le genou fléchi à angle droit sur une jambe de bois ; la jambe était ainsi dans le repos horizontal ; le pied était de plus fixé dans la position angulaire, au moyen d'une chaussure de baigneur.

Ce n'est que progressivement qu'on doit arriver à faire marcher le malade sur son pied. Pour plus de détails, nous engageons beaucoup à lire les dernières pages du mémoire de Robert. Cet auteur attribue ses beaux résultats, l'absence de complications à la suite de ses 10 résections, il l'impute, disons-nous, aux soins ultérieurs qu'il a donnés à ses opérés et qu'il résume en quatre règles : immobilisation suffisante, réelle, du membre réséqué ; compression modérée et progressive ; propreté parfaite de la plaie et éloignement de toutes les influences fâcheuses (miasmes, froid...). Nous regrettons beaucoup de n'avoir pas le temps d'apporter ici ces pages instructives. Robert n'est pas d'avis de promener le fer rouge sur les bourgeons blafards des cavités séquestrales ; le séquestre enlevé, le processus s'améliore, dit-il. Il préfère aux cautérisations le laudanum dont il humecte la plaie ; du même coup, il calme ainsi la douleur et active le processus granuleux. Quant au froid, il ne l'applique qu'en se guidant sur l'avis du malade, et dans tous les cas, il a observé que la chaleur fait plus de bien que le froid. Rappelant que d'autres chirurgiens obtiennent des succès par d'autres voies, il termine son mémoire par ces mots : « *Bien des chemins mènent à Rome, et le corps humain peut supporter beaucoup sans périr.* »

Reproduction, moyens de la favoriser. — En nous plaçant au point de vue spécial de la reproduction de l'os, nous sommes amené encore à établir deux périodes, la période d'immobilité et la période de mouvement. L'immobilité en tempérant l'inflammation empêche celle-ci d'être trop vive, et de détruire les propriétés ostéogéniques du périoste; les mouvements gradués entretiennent un certain degré d'inflammation, et par là même l'activité formatrice de cette membrane.

Chez les animaux, le calcanéum reproduit peut acquérir une épaisseur double et triple de l'état normal, à la suite de l'irritation entretenue par le frottement et par les pressions du membre contre le sol. « C'est ce même fait, dit M. Ollier, qui se produit dans le développement des exostoses des orteils ou des métatarsiens, sous l'influence de la pression des chaussures chez les gens qui font de grandes marches (Ollier, *Traité de la régén.*, t. II, p. 278).

Voyez les expériences dans lesquelles M. Ollier détermine des phénomènes d'hypertrophie osseuse, en irritant le périoste des animaux vieux, en ayant soin de ne pas pousser l'irritation jusqu'à la suppuration. « A un âge où il ne sert plus à l'accroissement de l'os, où il n'a pas par cela même de couche ostéogène, il peut reprendre son activité sous l'influence d'une irritation traumatique, mais il faut que cette irritation ne dépasse pas un certain degré. » Ollier, L. c., t. I, ch. V, p. 175. Voyez encore ch. VI, § 3, p. 225.

Il serait bien intéressant d'étudier avec M. Ollier les moyens artificiels d'augmenter la masse osseuse reproduite, et les conditions générales ou locales qui empêchent ou favorisent la régénération chez l'homme. Cette étude est un complément nécessaire de ce chapitre. L'espace ne nous permettra cependant que d'indiquer ce qu'il faudrait développer,

Le moyen artificiel d'augmenter la masse osseuse reproduite est une irritation modérée. L'expérience suivante en est la preuve. *Expérience* 1 : Résections comparatives du radius, pratiquées sur un vieux chien. D'un côté, l'os n'a été réséqué qu'après irritation du périoste; de l'autre, la résection a été pratiquée sans irritation préalable. Dans le premier cas, formation d'une série de noyaux osseux contigus dans la gaîne périostique; dans le second, le périoste est resté complètement fibreux.

« La conclusion à tirer de ces expériences, au point de vue de la chirurgie, c'est qu'il ne faut pas renoncer à obtenir des régénérations chez l'homme, quoique la réunion immédiate ne puisse pas être obtenue. »

Nous résumerons en quelques mots le très-important paragraphe que M. Ollier consacre dans son livre aux conditions générales ou locales qui empêchent ou favorisent la régénération chez l'homme.

1° *Age*. — De 13 à 20 ans, on obtient les faits les plus démonstratifs ; après 30 à 35 ans, on ne devra pas compter sur une reproduction par le périoste sain, c'est-à-dire non préparé par une irritation préalable.

2° *Conditions physiologiques fâcheuses*. — Appauvrissement de l'économie, alimentation insuffisante, état fébrile.

3° *Conditions pathologiques très-nuisibles*. — Erysipèle,

fièvres éruptives, fièvre typhoïde, diathèse scrofuleuse. L'influence de ces états morbides empêche la reproduction de s'établir, et lorsque des masses osseuses nouvelles existent déjà, elle en détermine la résorption ainsi que la rétrocession du processus réparateur.

4° Par contre, la masse osseuse reproduite augmentera, si la santé générale se rétablit, si les conditions hygiéniques deviennent meilleures. De bonnes conditions hygiéniques, un bon régime, la jeunesse, sont les meilleures conditions pour qu'un os se régénére. Si le processus est arrêté, on peut augmenter la substance osseuse par des piqûres répétées du périoste, etc. Mais pour employer les irritants, il faut que la gaîne périostique soit déjà épaissie, qu'elle soit le siége d'un premier travail réparateur ; si l'on employait ces moyens au début, lorsque la gaîne n'est pas encore modifiée par l'inflammation plastique, on risquerait de provoquer une suppuration qui détruirait le périoste ou du moins qui anéantirait sa couche ostéogène.

6° Le temps nécessaire à la reconstitution de l'os est très-variable ; il ne faut pas le restreindre à des limites trop étroites, à cause du grand nombre d'influences morbides. En général, il faut de 3 à 8 mois pour reconstituer une portion osseuse un peu considérable. Pour le calcanéum, le processus ostéogène a duré bien au-delà de ces limites, car nous avons plusieurs exemples où l'ossification s'est poursuivie pendant près de deux ans, sous l'influence irritative de la marche et des pressions de la chaussure. Une fois le travail d'ossification commencé, il ne faut donc pas se presser de le déclarer terminé, surtout s'il s'est formé, dès les premiers temps, une masse fibreuse épaisse. Ne pas croire cependant que l'ossification augmente indéfiniment.

CHAPITRE VI.

Critique de l'extirpation du calcanéum.

Nous subdiviserons ce chapitre en deux parties :

A. Appréciation générale des extirpations du calcanéum ;

B. Appréciation spéciale de l'ablation sous-périostée de cet os,

Dans le paragraphe A, nous examinerons successivement :

a) les succès ; *b*) les revers ; puis nous pèserons, *c*) les objections qui ont été soulevées contre cette opération et nous établirons enfin, *d*) un court parallèle entre la résection du calcanéum et les opérations qu'on pourrait lui substituer.

A. APPRÉCIATION GÉNÉRALE DE L'EXTIRPATION DU CALCANÉUM.

Au point de vue d'âge, les 79 cas de résection totale du calcanéum se répartissent de la manière suivante :

Au-dessous de		10 ans.	13 cas		79
De 10	à	15 —	10 »		
De 15	—	20 —	13 »		
De 20	—	30 —	19 »		
De 30	—	40 —	9 »		
De 40	—	50 —	5 »		
De 50	—	60 —	3 »		
L'âge n'a pas été indiqué 7 fois, ci			7 »		

C'est donc au-dessous de 20 ans que cette opération a été pratiquée le plus fréquemment.

Au point de vue du sexe, nous avons trouvé :

Femmes	19	79
Hommes	58	
Pas de sexe indiqué	2	

Les hommes sont donc plus exposés que les femmes aux lésions qui peuvent nécessiter l'extirpation totale du calcanéum.

Les cas, où la maladie osseuse est indiquée avec précision, sont rares ; aussi est-ce avec une certaine réserve que nous fournissons les chiffres suivants. Nous avons trouvé comme lésions osseuses :

Carie,	45 fois	69
Nécrose,	13 —	
Ostéopériostite phlegm.	1 —	
Aucune indication,	10 —	

On a vu qu'assez souvent la maladie osseuse n'est pas limitée au calcanéum. Ainsi, dans 4 cas, elle est commune au calcanéum et au cuboïde; dans 4 cas, au calcanéum et à l'astragale; dans 2 cas, au calcanéum, à l'astragale et au scaphoïde. 3 fois, on a signalé des végétations hypertrophiques ; une fois, une synostose entre le calcanéum et le cuboïde, une fois, entre le même os et l'astragale.

Parmi les diverses causes étiologiques plus ou moins éloignées, la diathèse scrofuleuse est signalée un très-grand nombre de fois, surtout dans les observations anglaises. J'ai trouvé 1 fois la syphilis, 2 fois l'action du froid pendant l'allaitement, 1 fois pendant la grossesse.

Le froid est indiqué 5 fois. Les marches forcées (3 fois), les frottements de la chaussure (2 fois), les contusions (6 fois), l'introduction d'un clou, d'une aiguille (3 ou 4 fois), les entorses (4 ou 5 fois), les blessures par projectiles de guerre (4 fois), les érysipèles (3 ou 4 fois), ont donné lieu à des altérations de la substance du calcanéum qui en ont nécessité l'ablation.

La durée de la maladie avant l'opération est très-variable; dans 1 cas, elle ne datait que de 10 semaines; dans 1 autre, elle datait de 10 ans; le terme moyen est 1 an.

La guérison la plus rapide qui soit mentionnée est celle de la petite opérée de Robert (4 ans), qui pouvait poser le pied par terre au bout de 24 jours et qui au bout de 4 semaines marchait avec un bâton. Il faut distinguer, dans la guérison, la cicatrisation de la plaie, et le retour des fonctions du membre. Il est tout naturel qu'un assez long intervalle existe entre ces deux termes de la guérison. Ainsi la cicatrisation est achevée en général, surtout chez les sujets jeunes, en 1 ou 2 mois, tandis que le retour des fonctions demande 3, 4, 5, 6 mois, 1 an, et même 2 ans, pour être complet. Cependant on cite des cas extrêmement heureux (enfant de 10 ans), où l'opéré pouvait marcher, au bout d'un mois, et qui ne gardait encore de béquille que par prudence. Dans la majorité des cas, les choses ne se passent point aussi vite. Ce n'est que progressivement que l'opéré peut se servir de son membre, en s'aidant tout d'abord de deux béquilles, puis d'une seule, ensuite de bâtons. Et souvent il existe encore un écoulement fistulaire, que la marche s'accomplit déjà très-bien.

Il est difficile d'établir des moyennes en pareille matière, les cas sont si variables en eux-mêmes et ils sont soumis à des influences si nombreuses, tenant à l'individu ou aux circonstances extérieures qui constituent son milieu hygiénique.

Les suites des opérations qui se sont bien terminées ne présentent rien de très-intéressant; érysipèles, phlébites, abcès, engourdissement des orteils, fusées dans les gaînes. Plusieurs fois, la récidive a été provoquée par l'action du froid joint à un usage trop hâtif et trop violent du pied. Mais, le plus grand nombre de fois, les récidives n'ont été que la continuation du même processus morbide, dont les manifestations avaient passé inaperçues sur les os voisins sains en apparence, ou qui, peut-être, ne sont arrivées ultérieurement que sous l'empire d'une cause générale inaccessible à l'intervention chirurgicale. Nous reviendrons plus loin sur les causes des récidives.

Statistique. — Additionner des faits qui ne se ressemblent que par leur titre et en tirer des règles pour la pratique médicale est un système dangereux, parce qu'il est essentiellement faux : « à mesure que les faits se multiplient, a dit M. Ollier (*de l'extirpation sous-périostée du calcanéum*), que les opérations deviennent plus fréquentes, ou est exposé à de plus nombreuses causes d'erreur. Il faut donc bien peser les observations avant de les compter; une statistique faite sans ces précautions nous conduirait fatalement à des conclusions contestables ou erronées. Nous avons actuellement besoin plus que jamais de sévérité dans la critique et de rigueur dans les déductions. »

Nous inspirant de ces sages conseils, nous commencerons par éliminer de notre recueil les observations dont les résultats ne sont pas encore assez anciens ou précis pour servir de base sérieuse. C'est à ce titre que nous ne tiendrons aucun compte des observations : 23 (Field); 28 (Robert); 32 (Athol Johnson); 34 (Athol Johnson); 37 (Atkinson); 39 (Erichsen); 44 (Holmes); 51 (Foote); 69 (Fayrer); 77 (Trélat). En tout, 10 observations élaguées de notre tableau, comme incomplètes.

Notre chiffre total 79 se trouve donc réduit à 69; et c'est sur ce nombre 69 seulement qu'il faut asseoir nos raisonnements.

Ces 69 observations ne sont pas toutes des succès, comme on doit s'y attendre. Il y a des revers, de nombreux revers, mais cependant beaucoup moins que de résultats heureux.

Avant d'employer ces expressions de *succès et revers*, il importe de les définir.

M. Polaillon, dans son mémoire de 1869, si justement apprécié, appelle *succès* les cas dans lesquels la guérison a été constatée plusieurs mois et même plusieurs années après l'opération, et dans lesquels il est indiqué d'une façon précise que l'opéré *marchait sans appareil et sans soutien quelconque*. « Il est clair, en effet, que le but de l'extraction du calcanéum est, non-seulement de conserver le pied, mais encore de conserver un pied utile pour la station et pour la marche. Si ce but n'est pas atteint, le résultat est *mauvais* et nous le rangeons dans la catégorie des *revers*. »

Marcher sans appareil et sans soutien quelconque, c'est incontestablement un bon résultat. Mais nous ne devons pas nous tenir encore pour satisfaits. Ce n'est pas tout que d'éviter *l'humiliante alternative de l'amputation*, comme dit Morrogh, il faut rendre à l'opéré un membre dont la fonction se rapproche le plus possible des conditions normales. Le malade ne doit pas marcher comme avec un pilon, un moignon d'amputation ; il faut qu'il arrive à marcher normalement, à décomposer le pas, à relever le talon, à se tenir debout sur la pointe des deux pieds, et, sans appui, à se tenir debout sur la pointe du pied opéré, l'autre étant en l'air. C'est ce résultat que M. Ollier a poursuivi et qu'il a atteint, grâce aux avantages de la méthode sous-périostée, qui peut seule restituer au pied le levier que représente le calcanéum et dont l'absence compromet toute l'économie de la physiologie de cet organe. Du reste, voici comment s'exprime le chirurgien de Lyon: « Pour moi, je ne me servirai de cette expression (excellent résultat), après une ablation du calcanéum, que lorsque mon malade pourra, non-seulement marcher, mais encore marcher sans appareil et par le mécanisme de la marche normale, en faisant et décomposant le pas, c'est-à-dire en appuyant sur la pointe du pied et en relevant le talon.

Quand on ne fournit qu'un point d'appui au membre, sans lui conserver un avant-pied mobile et solidement attaché, l'opéré marche moins bien qu'après certaines amputations tibio-tarsiennes; l'avant-pied flottant ou maintenu dans une position vicieuse par les muscles rétractés, devient un appendice gênant. On peut certainement marcher longtemps et faire de longues courses avec un pied qui fonctionne comme un pilon ; les résultats les plus imparfaits au point de vue de la forme et du fonctionnement du pied peuvent, à un moment donné, fournir un membre utile pour la station et la progression; il suffit que le moignon ne soit plus douloureux et que le membre soit soutenu par un appareil approprié. Mais nous ne pouvons pas nous contenter d'un pareil avantage, et nous ne devons pas nous déclarer satisfaits, parce qu'un opéré peut faire plusieurs kilomètres. Nous devons être plus difficiles, parce que nous pouvons obtenir davantage; c'est beaucoup, sans doute, d'avoir conservé un membre utile pour la progression à un sujet qui aurait été peut-être amputé par d'autres chirurgiens, mais ce n'est pas assez encore. Il faut avoir, pour l'ablation du calcanéum, les mêmes exigences que pour les autres résections et ne se déclarer complètement satisfait que lorsqu'on a rétabli la forme et les fonctions du membre. Il ne faut, sans doute, tenir à la forme qu'autant qu'elle est nécessaire à la fonction; mais c'est ce qui arrive pour le pied; la saillie du talon en bas et en arrière est de la première importance au point de vue statique et fonctionnel.

On ne devra donc qualifier d'excellent le résultat d'une ablation du calcanéum que lorsqu'on aura un talon solide comme point d'appui, pouvant être soulevé par des muscles vigoureux et assez saillants en bas pour constituer la culée de la voûte plantaire.» (Ollier. De l'extirp. s. p. du calcan. p. 9.)

Nous distinguerons en conséquence deux degrés dans les résultats heureux, le premier comprenant les cas où l'opéré marche sans soutien, le second (qui n'embrasse que 2 de nos cas) se composant des cas où l'opéré marche non-seulement sans soutien, mais en décomposant le pas.

En partant de ces données, nous avons trouvé 49 succès (dont 2 excellents) et 20 revers, sur les 69 cas expurgés.

Avant d'étudier en particulier les succès et les revers de cette opération, on nous permettra de dresser un tableau général des résultats qu'elle a fournis dans la série décennale des âges.

Au-dessous de 10 *ans.*

13 cas ont donné 9 succès avec 4 régénérations; 4 observations étant incomplètes et, partant, éliminées, c'est donc 9 succès sur 9 cas au-dessous de 10 ans.

De 10 *à* 20 *ans.*

23 cas ont donné 20 succès (7 cas de régénération); 2 insuccès (1 mort, 1 amputation); une observation est incomplète.

En somme, au-dessous de 20 ans, sur 36 faits, il n'y a que deux revers, c'est-à-dire environ 5 1/2 p. 100. Et remarquons encore que c'est de 10 à 20 ans que les faits de résection du calcanéum sont le plus fréquents.

De 20 *à* 30 *ans.*

19 cas ont donné 10 succès (3 cas de régénération), 8 insuccès, (4 amputations, 1 mort) ; une observation incomplète.

De 30 *à* 40 *ans.*

9 cas ont donné 2 succès, 5 insuccès (1 amputation, 3 morts), 4 cas de régénération, dont 2 morts.

De 20 à 40 ans, sur 28 faits, nous avons 13 insuccès (4 morts, 5 amputations), c'est-à-dire dans la proportion de 46,4 0/0, au lieu de 5 1/2 p. 100, qui est la proportion des revers au-dessous de 20 ans. La mortalité augmente dans le même rapport. Car au-dessous de 20 ans, nous n'avons compté qu'une mort et une amputation, tandis que de 20 à 40 ans, nous comptons 4 morts et 5 amputations.

De 40 *à* 50 *ans.*

5 cas ont donné 3 succès, 1 insuccès (syphilis, amputation, mort

de phthisie) ; une observation incomplète ; une régénération très-belle. (Lehmann.)

De 50 *à* 60 *ans.*

3 cas ont donné 2 succès ; une observation incomplète.

En résumé, de 40 à 60 ans, les faits ne s'élèvent qu'à la somme de 8, sur lesquels 5 succès et 1 revers, soit dans la proportion de 12,5 0/0. Les résultats sont donc plus généralement meilleurs que dans l'autre période de 20 à 40 ans, et nous avons même dans cette période de 40 à 60 ans un cas très-remarquable de régénération de trois os considérables, le calcanéum, l'astragale et le scaphoïde, avec un retour extrêmement satisfaisant des fonctions, puisque l'opéré peut travailler et marcher comme ci-devant. (Voy. l'obs. de Lehmann, p. 85).

Il ne faut donc pas désespérer d'obtenir une régénération à un âge déjà avancé. Le malade de Lehmann avait 40 ans.

Si nous récapitulons ces chiffres, nous avons sur 79 faits :

10 faits incomplets à éliminer.		
49 succès,	c'est-à-dire	71,1 0/0
19 cas de régénération osseuse,	—	27,5 0/0
20 revers,	—	28,9 0/0
(5 morts,	—	7,24 0/0)
(10 amputations,	—	14,48 0/0)

Comparez cette proportion de 7, 24 0/0, avec la mortalité des autres opérations, et vous verrez que l'extirpation du calcanéum est une opération relativement peu dangereuse.

Reproduction du calcanéum. — Nous avons compté 19 cas de reproduction osseuse, plus ou moins considérable ou vérifiée, sur 69 observations. Sur ces 19 reproductions, 16 sont certaines, 3 douteuses. Les 16 positives sont : 2, 17, 24, 31, 40, 43, 51, 52, 53, 55, 60, 61, 62, 66, 75, 78. Les plus belles reproductions sont les cas : 40, 43, 52 (Langenbeck), 55 (Ollier), 61 (Giraldès), 62 (Lehmann), mais surtout les cas 75 et 78 (Ollier). Ces 19 cas se répartissent ainsi suivant l'âge et le sexe :

1 F. 4 ans (obs. 2).
2 F. 34 ans (obs. 17).
3 F. 5 ans (obs. 24).
4 H. jeune enfant (obs. 31).
5 F. 9 ans (obs. 40).
6 F. 11 ans (obs. 43).
7 H. 17 ans (obs. 47) (?).
8 H. soldat (obs. 51).
9 H. soldat (obs. 52).
10 H. soldat (obs. 53).
11 H. ? (obs. 54) (?).
12 F. 15 ans (obs. 55).
13 H. 36 ans (obs. 60).
14 H. enfant (obs. 61).
15 H. 40 ans (3 gr. os du tarse) (obs. 62).
16 H. 17 ans (obs. 63) (?).
17 H. 38 ans (obs. 66).
18 H. 15 ans (obs. 75, extrêm. beau).
19 H. 11 ans (obs. 78, très-beau).

Soit, en résumé, par périodes de dix ans :

Au-dessous	de	10 ans,	4	reproductions	sur 69 cas;
De 10	à	20 ans,	7	»	»
De 20	à	30 ans,	3	»	»
De 30	à	40 ans,	4	»	»
A un âge non indiqué,			1	»	»

C'est donc de 10 à 20 ans que l'on compte le plus de reproductions osseuses.

Remarquons encore que sur ces 19 cas de régénération du calcanéum, il y a 14 résections sous-périostées, et 5 résections non sous-périostées intentionnellement, mais de fait. Les 5 résections non sous-périostées suivies de régénérations sont : obs. 2, 17, 24, 47, 51. Dans les obs. 2, 17 et 24, qui sont de Robert, il s'agissait de nécrose, et le calcanéum a été extirpé d'une coque osseuse de nouvelle formation. L'obs. 47, qui est de Heyfelder, manque de détails pour être appréciée au point de vue anatomo-pathologique; l'obs. 51, qui est de Foot, est incomplète à tous égards. Nous pouvons donc maintenir notre assertion pour ces 5 régénérations, et nous sommes en droit de conclure que seules les résections exécutées d'après la méthode sous-périostée ont donné des reproductions osseuses. Ajoutons encore un mot.

Nous trouvons 17 régénérations (dont 4 non sous-périostées d'intention) dans les succès, et 2 (dont 1 non sous-périostée d'intention) parmi les revers. Ces dernières (obs. 17 et 66) ont été découvertes à l'autopsie des réséqués, mort l'un plus d'un an après l'opération, l'autre deux mois après.

a). Analyse des succès (méthode ancienne).

Nous venons de voir que les succès sont au nombre de 49 sur 69 cas, c'est-à-dire dans la proportion de 71,1 p. 100, et, relativement aux revers, dans la proportion d'environ comme 2, 5 : 1.

Devant analyser dans un paragraphe spécial les résultats des résections sous-périostées, notre appréciation ne portera ici que sur les résultats heureux des procédés anciens. En limitant ainsi la question, tout juge impartial arrivera aux mêmes conclusions que M. Polaillon.

« On voit, dit-il, que dans les cas les plus heureux, l'opération laisse toujours une altération dans la forme et un trouble dans les fonctions du pied. La longueur de cet organe est diminuée, la voûte plantaire est effacée;

une dépression existe à la place de la saillie du talon, par suite, la jambe est raccourcie. Toutefois, l'absence du calcanéum n'est pas toujours aussi sensible qu'on le croirait ; une masse fibreuse ou osseuse comble souvent le vide qu'il a laissé et rétablit plus ou moins la saillie du talon. L'insertion du tendon d'Achille se fait à la masse cicatricielle qui résulte de l'opération. Les mouvements de rotation selon l'axe antéro-postérieur du pied sont perdus, car ils se passent dans les articulations calcanéo-astragaliennes qui n'existent plus. — Les mouvements d'adduction et d'abduction sont presque nuls, en partie pour la même raison. — Mais, ce qui est plus fâcheux, et ce qui est une conséquence inévitable de la perte du levier calcanéen » « on verra plus loin que cette perte n'est pas inévitable », « c'est la faiblesse des mouvements d'extension. En effet, l'insertion du tendon d'Achille se fait trop près de l'articulation tibio-tarsienne sur le pied opéré, pour que les muscles du mollet puissent l'étendre avec la même force qu'à l'état normal. Si l'on ajoute à celà que des adhérences peuvent empêcher aux tendons des extenseurs de se mouvoir librement et que les muscles sont souvent atrophiés par une longue maladie, on aura une idée des difficultés de l'extension. Il en résulte que, pendant la marche, beaucoup d'opérés ne peuvent se soulever sur la pointe du pied privé du calcanéum, pour porter le poids du corps sur l'autre membre, et qu'ils sont obligés de le traîner comme en *fauchant* ; il y a, d'après Page, une sorte de claudication dans l'allure, les fléchisseurs deviennent prédominants et maintiennent le pied dans une attitude telle que sa pointe est un peu dirigée en haut, comme dans le cas de Vanzetti ; cette légère déviation disparaissait complètement une fois que la chaussure était appliquée.

Malgré les défauts de la forme et les troubles des fonctions que nous venons de résumer, les observations précédentes font foi que les opérés se servent de leur pied d'une façon satisfaisante. Le plus souvent, ils sont obligés, pour marcher librement et sans boîter, de suppléer au défaut de la saillie de la partie postérieure par l'emploi d'un soulier à talon élevé ou par un remplissage de leur chaussure, à l'aide d'un morceau de liége ou d'un petit coussin. — Dans quelques cas plus heureux, ils peuvent même se passer complètement de ce petit artifice. Quoi qu'il en soit, l'inconvénient de porter une chaussure à talon élevé est presque insignifiant, si on le compare à l'assujettissement de porter un pied mécanique ou un de ces lourds appareils prothétiques que nécessite la désarticulation sous-astragalienne ou l'amputation de la jambe. — Non-seulement le pied est assez solide pour la progression, mais encore il est capable de supporter le poids du corps chargé de fardeau. Toutefois, nous devons ajouter que le pied opéré se fatigue plus vite que l'autre; il ne permet en général que des marches modérées. Un malade de Potter pouvait cependant faire près de deux lieues. Certains sujets qui ont subi l'opération dans le jeune âge, peuvent plus tard se servir de leur pied privé de calcanéum aussi bien que de leur pied sain. »

Enfin, après avoir fait quelques réserves pour les cas malheureux que leurs auteurs ont pu ne pas publier, M. Polaillon, termine en ces termes ce jugement sans appel de l'extirpation du calcanéum:

« Malgré cette réserve, nous pouvons établir, dès à présent, que l'extirpation du calcanéum a donné des *succès incontestables*, qu'elle donne même, d'une façon générale, *plus de succès que de revers et qu'elle ne mérite pas la réprobation dont on l'a frappée.* »

Les 49 succès que nous avons relevés sont les observations 2, 4, 5, 9, 11, 12, 13, 14, 18, 19, 20, 22, 24, 25, 29, 31, 33, 35, 38, 40, 41, 42, 43, 45, 46, 47, 48, 49, 50, 52, 53, 54, 55, 56, 58, 59, 60, 61, 62, 63, 64, 65, 67, 71, 73, 74, 75, 76, 78.

Les faits 62 et 78 sont excellents, le fait 75 est remarquablement beau et nous le qualifieront de cas type.

Ils se répartissent, d'après l'âge, de la manière suivante :

Au-dessous de		10	ans.	9	cas	sur 49
De 10	à	20	—	20	»	—
De 20	—	30	—	10	»	—
De 30	—	40	—	2	»	—
De 40	—	50	—	3	»	—
De 50	—	60	—	2	»	—

Pour les autres cas, les âges ne sont pas indiqués.

Sur ces 49 cas heureux, il y en a 17 avec une reproduction osseuse plus ou moins accusée, et sur ces 17 régénérations, il n'y en a que 3 qui n'aient pas été le fruit d'une opération sous-périostée intentionnelle, mais elles ont été de fait sous-périostées. (Voy. Obs. 2, 24, 31, 40, 43, 47, 52, 53, 54, 55, 60, 61, 62, 63, 71, 75, 78. Les 3 obs. non sous-périostées sont 2, 24, 41).

La scrofule a existé un grand nombre de fois. J'ai noté 10 fois la nécrose, 27 fois la carie, les 12 autres obs. ne portent pas d'indication précise.

b). Analyse des revers.

Les revers ont été au nombre de 20. (Obs. 1, 3, 6, 7, 8, 10, 15, 16, 17, 21, 26, 27, 30, 36, 57, 66, 68, 70, 72, 79).

Sur ces 20 revers, il y a 3 résections sous-périostées.

Ils se répartissent ainsi, suivant l'âge :

Au-dessous	de	10	ans.	0	
De 10	à	15	—	0	
De 15	—	20	—	2	
De 20	—	30	—	8	20
De 30	—	40	—	5	
Au-dessus	de	40	—	1	
Age non-indiqué				4	

Au-dessous de 15 ans, il n'y a donc pas eu de revers dans les résections du calcanéum, et c'est de 20 à 30 ans, qu'ils se sont montrés en plus grand nombre.

Ces 20 revers comprennent les cas qui se sont terminés par l'amputation, par la mort, ou par des résultats fonctionnels tels que l'opéré ne pouvait se servir de son pied, ou ne pouvait marcher sans un appareil particulier ou sans appui.

Les cas d'amputation sont au nombre de 10. (Obs. 3, 6, 8, 21, 26, 27, 36, 57, 68, 79).

La première amputation a été pratiquée pour cause de gangrène des lambeaux, de symptômes septicémiques, et s'est terminée par la mort ; la seconde pour récidive d'ostéo-périostite syphilitique, ce qui n'a pas empêché le malade de mourir deux ans après de phthisie pulmonaire; dans la troisième, il y avait eu récidive ; dans la quatrième, récidive encore, constatée, à l'autopsie du pied, dans l'astragale, le cuboïde et les cunéiformes ; dans la cinquième, il s'agit encore d'une récidive dans l'astragale et le cuboïde; dans la sixième, récidive encore, l'amputation et l'autopsie du membre ont été pratiquées par Linhart (v. ch. 1, p. 31 et 2, p. 53); la septième a été pratiquée par M. Sédillot sur un réséqué de M. Rigaud, qui reproche au premier de s'être trop hâté, d'en être venu à ce moyen extrême pour une simple lenteur dans la guérison; la huitième a été pratiquée par M. Houel sur un réséqué de M. Rigaud pour gangrène du lambeau; la neuvième est une récidive survenue 10 mois après une guérison qui avait donné les plus belles espérances (Lejeal); enfin, la dixième a été pratiquée par M. Gayet sur un ancien malade de M. Ollier, à cause de la lenteur de la guérison et du mauvais état général du malade.

En résumé, l'amputation a été faite :

Pour récidive ostéo-périostique syphilitique sur le tibia,	1 fois	10
Pour récidive de la carie dans les divers os du tarse.	5 —	
Pour gangrène des lambeaux et septicémie,	2 —	
Pour trop grande lenteur de la guérison,	2 —	

Au point de vue de la quotité par périodes décennales, les amputations se sont ainsi réparties :

Au-dessous	de	10	ans.	0	10
De 10	à	15	—	0	
De 15	à	20	—	1	
De 20	à	30	—	4	
De 30	à	40	—	1	
Au-dessus	de	40	—	1	
Age non-indiqué,				1	

De ces 10 amputés, un est mort deux ans après de phthisie pulmonaire (le syphilitique de Mayer); 1 est mort, au bout de quelques jours, d'infection septicémique. Tous les autres ont guéri.

Pour les cas *de mort*, au nombre de 5, et qui sont d'une façon très-positive le fait de l'opération et non d'une diathèse en marche, distinction qui n'a pas toujours été faite avec soin, en voici la cause :

Le premier cas (obs. 3, Roux) a été la conséquence d'une gangrène des téguments et de symptômes septicémiques, que l'amputation n'a pas enrayés.

Le second (obs. 15, Rigaud), est le résultat d'une infection purulente qui a emporté le malade, au bout de trois semaines.

Dans le troisième (obs. 66, Ollier), il s'agit encore d'infection purulente avec un état général si mauvais, que M. Ollier n'a pu trouver un moment propice pour faire l'amputation.

Les faits quatre et cinq (obs. 70 et 72) sont encore des cas d'infection purulente survenue pour le premier (Polaillon), chez une femme de 25 ans ; pour le second Létiévant), chez une femme de 30 à 35 ans, toutes les deux, dans des conditions générales mauvaises.

Voici l'âge des morts : 16, 37, 38, 25, 30 à 35 ans. Si ous ré partissons par période de 10 ans, nous avons :

Au-dessous	de	10	ans.	0	Mort	5
De 10	à	15	—	0	—	
De 15	—	20	—	1	—	
De 20	—	30	—	1	—	
De 30	—	40	—	3	—	

Il s'ensuit donc que, passé 30 ans, les dangers de l'opération sont plus considérables qu'à une autre période de la vie.

Sur les cinq cas de mort, il y a 2 hommes et 3 femmes.

En résumé, au-dessous de 15 ans, nous l'avons déjà dit, on ne compte pas de revers ; de 15 à 20, on a noté, sur 69 cas, 1 mort, 1 amputation ; le danger n'est donc pas grand à cette période de la vie. Dans l'âge adulte, la gravité augmente beaucoup, bien qu'elle n'atteigne pas celle de l'amputation (49,9 morts pour 100) de jambe, par exemple. C'est, du reste, la conclusion à laquelle était arrivé M. Polaillon, qui s'exprimait ainsi, en 1869 : « Cette opération donne le plus souvent un résultat heureux, surtout si l'on a affaire à une carie nécrotique plutôt qu'à une carie pure, et que, passé l'âge de 20 ans, elle donne à peu près autant de revers que de succès, mais qu'elle offre beaucoup moins de chances de mort, que la ressource plus radicale de l'amputation. »

Si l'on veut comparer les tableaux que nous avons établis, on verra la justification de ce qu'avançait M. Polaillon. Nous avons trouvé, en effet, de 20 à 30 ans, 10 *succès et* 8 *revers*, Il y a donc encore 2 succès de plus.

c). *Objections dirigées contre l'extirpation du calcanéum.*

Le temps ne nous permet pas de nous arrêter beaucoup sur ce paragraphe. Les objections qu'on a faites peuvent se grouper sous quatre chefs : 1° Mutilation du membre, de manière à le rendre inutile ; 2° Rareté de l'indication de cette opération ; 3° Absence de garantie certaine contre les récidives ; 4° Difficulté d'exécution.

1° L'inutilité du membre n'est pas aussi fréquente qu'on voulait bien le croire, puisque sur les 69 cas, nous en comptons 49, où le résultat a été beau, où l'opéré a pu marcher, se servir de son pied;

2° Il est incontestable que cette opération est rarement indiquée, et qu'il ne faut y recourir que lorsque les autres moyens : cautérisation, évidement, auront été insuffisants. Mais il faut se souvenir aussi que la temporisation poussée trop loin peut favoriser l'envahissement du processus morbide dans les os voisins, et rendre la résection ou très-incertaine ou impossible. M. Ollier opère dès qu'il voit les articulations calcanéo-astragaliennes menacées.

On a objecté la difficulté du diagnostic, et l'on a opposé les faits de Verneuil et de Blandin. Les faits de ces deux illustres maîtres prouvent, en effet, la difficulté du diagnostic, mais non son impossibilité. Le stylet fournira de précieux renseignements et l'interrogatoire minutieux et réitéré des articulations rectifiera ou confirmera le diagnostic. Du reste, on peut, en cas de doute, suivre le précepte de Holmes, et faire, à son instar et à l'exemple de Morrogh et de Lejeal, une incision exploratrice qui permette de pratiquer l'amputation, si la résection est jugée sans espérance. Qu'on se souvienne aussi, avant d'adopter l'*ultima ratio*, l'*humiliante alternative de l'amputation*, du cas de Lehmann (et de Fayrer), où trois os étaient malades (le calcanéum, l'astragale et le scaphoïde), et où la guérison fut cependant obtenue avec régénération des os et utilité parfaite du pied.

3° Les récidives seront d'autant moins fréquentes qu'on opérera plus tôt, avant l'altération des os du voisinage, et qu'au moment de l'opération on aura un soin plus grand d'enlever toutes les parties osseuses malades (Lehmann).

4° La quatrième objection ne peut être soutenue décemment par un médecin jaloux de l'honneur de sa profession. Qu'importe la difficulté? Si l'opération est bonne, on doit l'apprendre, on doit s'exercer à la pratiquer, et si l'on doute de soi, on est toujours certain de rencontrer une main plus habile.

d). Parallèle avec les opérations qu'on peut substituer à l'extirpation du calcanéum.

Quelles opérations peut-on faire à la place de l'ablation du calcanéum, étant admis que celle-ci soit indiquée? — L'amputation sous-astragalienne? Elle donne une mortalité de 18 p. 100, au lieu de 7,24 p. 100 que donne la résection. — L'amputation de Pirogoff? Mais ce procédé donne une mortalité de 14 p. 100 au lieu de 7,24 p. 100. — L'amputation tibio-tarsienne? Elle a donné, en Crimée, 76 p. 100; en Italie, 63 p. 100 de mortalité pour les Français, 16 p. 100 seulement de mortalité pour les Anglais, en Crimée; 13 p. 100 de mortalité pour les Américains dans la guerre de sécession. Quant au procédé de Syme, il a donné à son auteur 3 morts sur 24 opérés, soit 12,5 p. 100 de mortalité. — Toutes les opérations qu'on peut substituer à la résection du calcanéum sont donc au moins du double plus mortelles que cette opération, outre qu'elles privent le membre inférieur d'un appendice, si utile pour ses fonctions (V. Lefort, *in Manuel de chirurgie opératoire* de Malgaigne, 8ᵉ édit., par Lefort, 1874, p. 452 à 455.)

B. Appréciation spéciale des extirpations sous-périostées du calcanéum.

Nous avons recueilli 23 résections sous-périostées du calcanéum depuis celle de Mayer, 1845, à celles de MM. Ollier et Gayet, 1875 (Obs. 6, 31 ; — l'obs. 32 de Athol Johnson, 1855, est probablement sous-périostée, mais le texte ne nous l'apprend pas ; c'est pourquoi nous n'en tenons pas compte. — 34. 40, 43, 52, 53, 54, 55, 60, 61, 62, 63, 66, 68, 70, 71, 72, 75, 76, 77, 78, 79.)

Réparties par périodes de 10 ans, les extirpations sous-périostées ont donné les résultats suivants :

Au-dessous de 10 ans :

4 cas ont donné 4 succès (obs. 34, 40, 43, 60), 4 reproductions.

De 10 à 15 ans :

3 cas ont donné 3 succès (obs. 71, 76, 78), 2 reproductions.

De 15 à 20 ans :

3 cas ont donné 3 succès (obs. 55, 63. 75), 2 reproductions, une reproduction inconnue.

De 20 à 30 ans.

5 cas (obs. 31, 53, 54, 68, 70), ont donné 3 succès, 2 revers (1 mort, 1 amputation).

De 30 à 40 ans.

5 cas (obs. 61, 66, 72, 77, 79), ont donné 1 succès, 3 revers, (2 morts, 1 amputation); une observation incomplète.

De 40 à 50 ans.

2 cas (obs. 6, 62), ont donné 1 succès, 1 revers (récidive, amputation).

Age non indiqué.

1 cas a donné 1 succès, (on ne sait rien de la reproduction.)

Il résulte de cette statistique que les résections sous-périostées n'ont donné aucun revers au-dessous de 20 ans, et que, chaque fois, elles ont été plus ou moins suivies de régénération osseuse. A partir de 20 à 30 ans, les revers tendent à balancer les succès; de 30 à 40 ans, les revers l'emportent de beaucoup sur les succès et ces revers sont graves, puisque sur 3 il y a 2 morts. De 40 à 50 ans, succès=revers.

Il découle cette conséquence pratique, que l'extirpation sous-périostée a été déplorable de 30 à 40 ans, et qu'il faut l'éviter.

Mais il est bon d'examiner de plus près les résultats de chaque période décennale.

Au-dessous de 10 ans.

4 cas ont donné 4 succès ; 3 reproductions osseuses ont été très-belles (obs. 40, 43, Langenbeck, 60, Giraldès) ; 1 a été imparfaite (obs. 3, Jonhson).

De 10 à 15 ans.

3 cas ont donné 3 succès, une reproduction très-avancée devenant type (obs. 78, Ollier) ; 1 dont on n'a pas de renseignements, au point de vue de la reproduction (obs. 76, Holmes) ; 1 où la reproduction a été trouvée nulle, un an après, à l'autopsie (obs. 71, Kappeler).

De 15 à 20 ans.

3 cas ont donné 3 succès, 1 *reproduction parfaite, type* (obs. 75, Ollier) ; 1 reproduction très-belle (obs. 55, Ollier) ; 1 dont on ne sait rien relativement à la reproduction (obs. 63, Annandale).

De 20 à 30 ans.

5 cas ont donné 3 succès qui se décomposent ainsi : 2 reproductions bonnes (obs. 31, Hilton ; 52, Heine. Claus et Langenbeck) ; 1 reproduction commençante (obs. 53, Lücke) ; 2 *revers* qui sont :

une récidive ayant nécessité l'amputation (obs. 68, Lejeal); une mort par infection purulente (obs. 70, Polaillon).

De 30 à 40 ans.

5 cas ont donné un succès, une reproduction de quelques noyaux osseux constatée à l'autopsie, à la mort par phthisie survenue deux ans après (obs. 60, Ollier). 3 revers : 1 mort par pyohémie au bout de deux mois, quelques noyaux osseux découverts à l'autopsie (obs. 66, Ollier); 1 mort par infection purulente (obs. 72, Létiévant); une amputation pour lenteur de la guérison et cachexie du malade (obs. 79, Ollier et Gayet); une observation encore incomplète au point de vue de la régénération (obs. 77, Trélat).

De 40 à 50 ans.

2 cas ont donné 1 succès, avec reproduction très-belle de trois gros os du tarse, calcanéum, astragale, scaphoïde (obs. 62, Lehmann), 1 revers, amputation pour récidive sur le tibia d'une ostéo-périostite syphilitique (obs. 6, Mayer.)

Age inconnu.

1 cas a donné 1 succès, mais dont on ne sait rien relativement à la reproduction de l'os.

Récapitulons tous ces faits à un point de vue général; nous avons alors sur 23 cas : 15 succès ; 6 revers, s'appelant 3 morts, 3 amputations ; 13 régénérations osseuses plus ou moins parfaites ; 2 opérations qui n'ont pas été suivies de reproduction osseuse, absence de régénération constatée à l'autopsie ; 2 observations incomplètes.

Cherchons la quotité pour cent. Nous obtenons pour les extirpations sous-périostées les rapports suivants, que nous comparerons avec ceux de l'extirpation du calcanéum en général : (Le chiffre 21 doit nous servir de base au lieu de 23, parce qu'il y a deux obs. incomplètes à éliminer. (Obs. 31 et 77.)

Extirpation sous-périostée.		Extirpation en général.	
Succès,	71,14 0/0	Succès,	71,1 0/0
Revers,	28,57 0/0	Revers,	28,9 0/0
Mort,	13,80 0/0	Mort,	7,24 0/0
Amput.,	13,80 0/0	Amput.,	14,48 0/0
Régén.,	61,90 0/0	Régén.,	27,5 0/0

S'il ressort de cette confrontation de chiffres, que les résections sous-périostées du calcanéum sont plus souvent suivies de mort, 13,80 0/0 au lieu de 7,24 0/0, il est évident néanmoins qu'elles ne sont pas plus dangereuses, au point de vue de la vie, que la moins dangereuse des opérations qu'on pourrait leur substituer. Nous avons vu tout à l'heure, en effet, que la mortalité de la désarticulation de Syme était de 12,5 0/0, que la plus heureuse statistique de l'amputation tibio-tarsienne avait donné 13 0/0 de mortalité. Il nous suffit que la résection sous-périostée ne soit pas plus dangereuse, pour que nous soyons autorisés à l'employer, alors qu'avec des risques moindres ou tout au plus égaux, elle nous fait courir la chance de conserver le membre dans d'excellentes conditions.

Il nous reste maintenant à examiner les résultats des extirpations sous-périostées au point de vue de la forme, de la reproduction et du fonctionnement. On se souvient du jugement très-motivé que Polaillon a prononcé sur les résultats des résections du calcanéum en général; nous demandons que ce jugement soit rapporté pour les extractions sous-périostées de cet os, et tout lecteur impartialconviendra, après avoir lu et analysé le ch. III de ce travail que la meilleure et plus courte appréciation qu'on en puisse faire, c'est de retourner le jugement de Polaillon. Ce que les anciennes méthodes ne pouvaient obtenir, la méthode nouvelle l'a donné. Du reste, ici plus qu'ailleurs, il ne faut pas se faire une opinion d'après une série de faits; il faut étudier les faits les plus probants. Pour bien se rendre compte de ce que la méthode sous-périostée peut donner, lorsqu'elle est rigoureusement suivie, il importe de voir, d'étudier ce qu'elle a donné entre des mains habituées à la mettre en usage.

Pour abréger notre tâche, nous analyserons, avec M. Ollier, l'observation que cet éminent chirurgien vient de publier. C'est l'observation la plus complète que j'aie pu recueillir. *Ab uno disce omnes* (V. les fig. 1 et 2 de la pl. 3).

Forme. Si l'on veut bien jeter un regard sur la planche qui contient le dessin du pied de Marius Bouvier deux ans après l'opération, on sera frappé de la régularité de la forme du talon qui est si voisine de l'état normal, que, vue par la face interne du pied, on ne se doute pas de l'opération que cet organe a subie. « Le talon appuie par une large surface sur le sol, il est épais, plus épais même à la face inférieure que le talon sain. Il est moins haut et moins saillant en arrière, mais la forme générale est conservée. Quand on l'examine dans ses rapports avec l'avant-pied, on constate une particularité importante à signaler, c'est que, malgré la moindre hauteur du talon, la *voûte plantaire est plus accusée du côté opéré que du côté sain.* Cette particularité s'explique par la forme même du pied sain, qui est un peu plat; elle tient ensuite à ce que, dans les premiers mois après l'opération, il s'est produit une légère rétraction des muscles et en particulier du long fléchisseur du gros orteil. L'orteil s'est relevé aujourd'hui, mais au début il était un peu fléchi et avait entrainé en bas le premier métatarsien, de sorte qu'il y avait un certain degré de pied creux. Il y a de plus, du côté opéré, un peu d'atrophie des différents muscles de la région plantaire, ce qui fait ressortir la saillie en bas du calcanéum nouveau. A cette atrophie des muscles, au voisinage d'un foyer d'inflammation, se joint un certain degré de rétraction qui explique les changements de forme qui peuvent se produire sur le squelette du pied.

Dans mes autres ablations du calcanéum, j'ai constaté la persistance de la voûte plantaire; mais au lieu d'être, comme dans le cas présent, plus accusée du côté opéré que du côté sain, elle était plus surbaissée qu'à l'état normal. » (Ollier, De l'extirpation sous-périostée du calcanéum, de ses résultats définitifs, 1876, p. 17.)

Nous avons réuni à la fin de ce travail quelques figures de pieds ayant subi la résection du calcanéum d'après les anciens procédés. (Voy. fig. 1, 2, 3 de la pl. 2, et fig. 3 de la pl. 3.) Dans toutes, la saillie du talon est remplacée par une dépression qui devait empêcher le talon de toucher le sol quand le pied est posé à plat. Cet état de choses paraît difficilement compatible avec un fonctionnement régulier du pied. Il suffit de regarder et de comparer ces diverses figures pour convenir que les résultats anciens sont à une immense distance pour la forme et pour la fonction des résultats que peut donner la méthode sous-périotée, et dont le fait de Bouvier est le spécimen type. (Voy. fig. 1 et 2 de la pl. 3.)

Il ne faudrait pas croire cependant que le résultat obtenu est égal en tout et pour tout à la situation normale du pied sain. Non, il y a quelques réserves à faire.

« Le diamètre autéro-postérieur du talon est celui qui paraît le plus diminué; c'est celui cependant qu'il importe le plus de maintenir, afin d'allonger le levier sur lequel s'implante le tendon d'Achille. Ce diamètre se trouve allongé dans sa partie essentielle par la tubérosité osseuse de nouvelle formation, sur laquelle s'implante solidement le tendon d'Achille; on sent, en effet, à la partie supérieure de cette extrémité postérieure du nouvel os une tubérosité osseuse plus saillante, due à l'ossification plus abondante qui se produit dans tous les cas où le tendon se confond avec le nouvel os, et qui peut être augmenté par l'ossification du tendon lui-même.

Depuis son opération, le sujet a grandi considérablement, et nous trouvons aujourd'hui le pied non opéré plus long de 30 millimètres que le pied opéré. Pourquoi le pied opéré n'a-t-il pas suivi son congénère dans son développement? Cela est dû, d'une manière générale, à deux causes : au ralentissement général de la nutrition du membre opéré, pendant qu'il était maintenu dans l'immobilité ou dans l'inaction, soit par la maladie elle-même, soit par les exigences du traitement qui a suivi l'opération, et, en second lieu, au défaut de développement ultérieur des os reproduits.

« On explique parfaitement cet arrêt d'accroissement par l'ablation du cartilage de conjugaison qui n'a pu se reproduire. » La reproduction osseuse peut dépasser, par son volume, la portion d'ancien os enlevée, mais l'os nouveau ne peut se développer ultérieurement dans la même mesure que l'os homologue. C'est pourquoi il importe d'attendre autant que possible que le squelette soit plus près de son développement. « Une régénération osseuse, exubérante relativement à l'os enlevé, peut être insuffisante plus tard au point de vue du fonctionnement du membre; ils sont (ces faits) un argument puissant contre l'abus des résections chez les très-jeunes enfants comme on les pratiquait en Angleterre, il y a une quinzaine d'années.

« Mais quoique le talon soit moins proéminent en arrière que celui du côté sain, il est marqué par une saillie dans tous les sens et non par une dépression ; on ne pourra donc plus dire ce que M. Polaillon écrivait dans l'article que nous avons cité, qu'une dépression prend la place du calcanéum enlevé. » (Ollier, *loc. cit.p.* 20, 21.)

Reproduction de l'os. — « En palpant le talon, en le pressant avec le doigt, et en délimitant les os contigus, on peut se rendre compte approximativement des dimensions de la masse osseuse nouvelle qui remplace le calcanéum enlevé. La nature osseuse du tissu nouveau ne peut être mise en doute, surtout depuis que les tissus périphériques ont repris toute leur ampleur. Il est impossible cependant de figurer exactement le nouvel os, à cause de l'épaisseur des couches fibreuses qui l'entourent; ce n'est que sur la table de dissection qu'on peut faire une évaluation précise. Dans le cas présent, en tenant compte de toutes les causes d'erreur, je crois qu'on peut évaluer la masse du tissu osseux reproduit à la moitié de celle de l'os sain. Au premier abord, quand on pense surtout à l'épaisseur de la masse postérieure, on serait tenté de l'évaluer beaucoup plus haut ; mais si l'on considère qu'un os nouveau est toujours enveloppé d'un périoste épais qui en augmente les dimensions, et si l'on tient compte de la diminution en hauteur du talon, on acceptera, je crois, mon évaluation pour laquelle, du reste, je préfère rester au-dessous de la réalité. L'an dernier, au congrès de Lille, en citant le même fait, je n'avais pas évalué le calcanéum nouveau à plus du quart de la masse osseuse du calcanéum sain. Il a au moins doublé depuis lors, et je n'hésite pas à attribuer cette continuation de l'ossification à l'irritation lente, mais continue, que le fonctionnement du pied a occasionnée dans le tissu nouveau.

La pression, les frottements entretiennent et excitent l'activité formatrice dans le périoste, et il est possible que, dans le cas présent, cette activité ne soit pas encore épuisée.

J'avais déjà signalé le fait dans mes expériences, et je reproduis ici la figure d'un calcanéum nouveau obtenu chez un lapin après une résection sous-périostée. Le tiers antérieur de l'os avait été laissé; il s'est hypertrophié comme le reste, et ce n'est que du moment où l'animal a pu marcher, sauter et courir librement, que la reproduction exubérante s'est effectuée. (Voir à la fin, la planche 1.)

Ce fait me paraît intéressant à rappeler ici, non-seulement au point de vue théorique, mais encore au point de vue de la chirurgie pratique; il nous montre qu'il ne faut pas se hâter de juger et de déclarer définitifs les résultats d'une ablation du calcanéum, ces résultats devant se perfectionner pendant longtemps, après la cicatrisation complète de la peau.

Relativement à la forme de l'os reproduit, je signalerai qu'il représente exactement la coque périostique elle-même. On sent une dépression très-marquée au niveau de l'incision de la peau; la cicatrice déprimée s'enfonce jusque dans l'intérieur du nouvel os. La gaîne périostique était restée béante à ce niveau, et les bords avaient été, en outre, tenus écartés par des bourdonnets de charpie. On voit par cette disposition que le périoste qui recouvrait la face inférieure du calcanéum a donné lieu à une lame osseuse très-distincte en dehors, et que le nouvel os n'est en quelque sorte que le périoste ossifié. » (Ollier, *loc. cit.*, p. 22)

C. *Fonctionnement du membre opéré.* — Le membre opéré a recouvré de bonnes conditions d'équilibre et de mouvement. Il suffit pour cela d'examiner le sujet dans la station debout et de suivre ses mouvements dans la marche. Ces qualités, il les doit à la reconstitution de la masse osseuse et à l'implantation du tendon d'Achille à l'extrémité de l'os nouveau. C'est la partie de mon sujet la plus intéressante à analyser, car les observations qui ont été publiées sur l'ablation du calcanéum sont généralement très-incomplètes sur ce point.

Relativement au *rôle du tendon d'Achille*, il est facile de se convaincre de la puissance du triceps et de l'efficacité de ses contractions. En faisant presser contre un obstacle avec la pointe du pied, on sent le triceps se durcir et se contracter vigoureusement. Pour apprécier ces contractions et empêcher le sujet de presser avec les muscles de la cuisse ou du bassin, il faut faire fléchir un peu le genou et tenir le pied dans une position, moyenne entre la flexion et l'extension. Mais il y a un moyen de démonstration plus frappant, c'est de faire tenir le sujet sur la pointe des pieds et surtout de le faire tenir *sur la pointe du pied opéré*, *le pied sain étant levé en l'air*. Or, non-seulement il se soulève sur la pointe des deux pieds à la fois, mais il se tient deux à cinq secondes sur la pointe du pied opéré, l'autre pied ayant quitté le sol. Bien plus, en s'appuyant avec le bout des doigts sur un meuble à hauteur d'appui, il reste sur la pointe du pied opéré pendant une demi-minute environ.

Quant *à la marche*, j'ai déjà dit comment elle s'exécute ; elle s'opère tout à fait d'après le mécanisme de la marche normale. Le sujet se soulève alternativement et sans boîter sur chaque pied. C'est l'extrémité antérieure des métatarsiens qui supporte le poids du corps, pendant que le talon quitte le sol. Non-seulement mon opéré peut marcher ainsi, mais il peut sauter et courir, non pas aussi haut et aussi longtemps qu'à l'état normal, mais par le même mécanisme. Ses muscles sont plus faibles sans doute, du côté opéré, mais ils fonctionnent de la même manière et agissent sur les mêmes leviers.

Non-seulement le sujet marche et court sans claudication, mais il peut encore marcher sur la pointe des pieds ou sur les talons, l'avant-pied relevé. Il peut en un mot se servir de son pied pour tous les exercices: la force seulement est moindre du côté opéré que du côté sain. Une expérience permet de la mesurer ; en faisant presser avec la pointe du pied sur un dynanomètre à pression, le sujet étant assis et le tronc appuyé contre un objet résistant, on constate que la pression avec le pied opéré produit 55 kilogrammes, et la pression avec le pied sain 61 kilogrammes, c'est-à-dire seulement 6 kilogrammes de plus.

Un dernier détail nous montrera la force que peut déployer le pied opéré. Non-seulement Bouvier peut faire accidentellement les exercices qu'il vient d'exécuter devant vous, mais il lui arrive quelquefois de danser toute une nuit après sa journée de travail, sans éprouver le lendemain de fatigue exceptionnelle.

Quant aux *mouvements passifs* qu'on peut imprimer au pied, ils permettent de constater non-seulement la liberté complète de l'articulation tibio-tarsienne, mais le rétablissement du mouvement des diverses articulations. Les *mouvements de rotation* sont possibles, ainsi que les *mouvements de latéralité* de l'avant-pied sur l'arrière-pied; le calcanéum seulement paraît plus solidement fixé à l'astragale; mais l'articulation astragalo-calcanéo-scaphoïdienne est plus mobile qu'à l'état normal, ce qui établit une compensation ; l'articulation calcanéo-cuboïdienne a conservé sa mobilité.

Ce n'est que longtemps après l'opération que les fonctions du pied se rétablissent ainsi; dans les premiers temps et même jusqu'à un an et plus, selon les cas, la marche se fait autrement. Le pied se meut en masse, appuyé sur toute la face plantaire, et se déplace horizontalement en fauchant; cela suffit sans doute pour la locomotion; des sujets pourront plus ou moins péniblement parcourir, avec un membre ainsi conformé, plusieurs kilomètres à pied; ils pourront même s'occuper d'un travail fatigant, pourvu que leur avant-pied ne les gêne pas, à la condition d'avoir un talon élevé; mais ils fonctionneront par un tout autre mécanisme que le sujet que je vous présente. » (Ollier, *loc. cit.*, p. 25.)

A la fin de notre étude, sur le résultat et la valeur de l'extirpation du calcanéum en général, nous avions conclu avec M. Polaillon que cette opération ne méritait pas la réprobation dont on l'avait frappée, qu'elle était bonne et devait être exécutée, surtout chez les sujets jeunes. A là fin de notre examen de la valeur de cette opération, d'après la méthode sous-périostée, dont les résultats sont de beaucoup supérieurs à ceux des anciens procédés, nous devons aller plus loin dans notre affirmation, et dire que, pour tout esprit impartial, l'extirpation sous-périostée du calcanéum est une excellente opération.

CHAPITRE VII.

Indications et contre-indications de l'ablation du calcanéum.

L'ablation complète du calcanéum est, de l'avis de tous les chirurgiens, une opération rarement indiquée relativement à la fréquence des inflammations de cet os. « L'immense majorité de ces ostéites doit être traitée, dit M. Ollier, par des moyens plus simples. » — Ainsi, la trépanation pour les ostéites centrales avec ou sans séquestres si fréquentes sur le calcanéum ; l'évidement suivi de cautérisation au fer rouge, etc., donneront souvent les meilleurs résultats. Mais, procédons avec ordre, et, pour cela, divisons en plusieurs chefs les indications. Elles peuvent être traumatiques : fractures, blessures, etc.; organiques, soit inflammatoires (nécrose, carie), soit néoplasiques ; générales (âge, diathèses, etc.).

1° Traumatisme. — Si la fracture est limitée à la partie postérieure du calcanéum, il suffira de réséquer l'apophyse postérieure. Si, au contraire, la fracture intéresse tout l'os, si celui-ci est brisé, réduit en nombreux fragments ; si, par exemple encore, une balle l'avait traversé d'arrière en avant, ou transversalement dans sa partie moyenne, l'extirpation totale serait indiquée. Il est bien évident qu'elle ne doit être tentée que si les parties molles sont en état de recouvrir la plaie opératoire et permettent de compter sur une bonne cicatrisation. (V. les obs. de Lücke,—Heine, Claus et Langenbeck, — Foote.) — Dans la généralité des cas, l'intervention primitive devra se borner à une simple extraction d'esquilles. C'est secondairement qu'on aura le plus souvent à intervenir, et ce cas alors se rapprochera des cas d'ostéo-périostite dont nous allons parler bientôt.

Lésions organiques inflammatoires : *a*). nécrose; *b*). carie.

a). *Nécrose.* Dans la nécrose partielle centrale, il faut simplement ouvrir, soit avec une couronne de trépan, soit avec une cisaille, un ciseau, la capsule séquestrale et en extraire le séquestre; si, toutefois, dit Linhart, la coque osseuse nouvelle est assez épaisse et résistante pour supporter, sans se briser, les tractions du tendon d'Achille et le poids du corps. — Ce cas est rare. — Habituellement, la capsule séquestrale est incomplète, mince, friable et elle se brise à la première tentative de marche. — Linhart recommande en conséquence, l'extirpation totale, lorsque le séquestre est un peu gros.

Dans la nécrose totale du calcanéum, il n'y a pas autre chose à faire qa'à enlever l'os en entier. — L'opération est, du reste, extrêmement facile dans ces conditions; car alors, le périoste épaissi adhère plus fortement aux parties molles circonvoisines qu'au tissu osseux même, dont il se décolle au moindre effort. C'est grâce à cette circonstance que beaucoup de résections ont été faites sous-périostées, sans le vouloir ou sans le savoir, et que, dans les observations anciennes, on a obtenu des reproductions osseuses. Un cas de cette nature étant donné, il vaut mieux attendre pour opérer que le séquestre se soit spontanément libéré. Presque toujours la nécrose est accompagnée de carie.

b). *Carie.* Elle indique presque toujours l'extirpation totale du calcanéum, la résection partielle exposant presque toujours aux récidives. — Nous avons vu plus haut, que l'envahissement des os voisins n'a pas empêché d'excellents chirurgiens de pratiquer la résection avec succès. Linhart pose en principe que, si la carie avait envahi les surfaces articulaires du calcanéum, il faudrait amputer, parce que, pour peu que le cuboïde et l'astragale fussent malades, l'amputation, même si la plaie guérissait, serait nécessaire dans un laps de temps plus ou moins long. Cette règle est trop rigoureuse, et nombre de faits très-probants, que nous avons réunis, protestent contre elle. La limite de la résection tarsienne peut être étendue au-delà du cercle du calcanéum, si l'on suit les meilleurs procédés de la méthode sous-périostée. Ne voyons-nous pas Langenbeck extirper avec succès le calcanéum et le cuboïde en totalité et en même temps la partie inférieure malade de l'astragale, Lehmann enlever, chez un homme de 40 ans, tout le calcanéum, tout l'astragale, tout le scaphoïde ? Mais notons bien que l'un et l'autre ont fait, dans ces cas, des ablations sous-périostées. Evidemment, il y a là une question d'appréciation délicate, qu'il faut abandonner au tact du chirurgien et qu'on ne peut trancher que le malade sous les yeux.

Avant de terminer ce paragraphe, nous résumerons la manière de voir de M. Ollier, si compétent sur ce terrain.

Pour M. Ollier, deux affections commandent, le plus ordinairement, la résection totale du calcanéum. Ce sont l'ostéo-périostite phlegmoneuse (nécrose) et l'ostéite raréfiante chronique ou carie.

Dans l'ostéo-périostite phlegmoneuse, il faut tout d'abord, débrider, ouvrir, par de larges incisions, un passage au pus. « Ce sont ces périostites phlegmoneuses totales assez fréquentes chez les enfants et pour lesquelles on a pratiqué de prétendues ablations sous-périostées de cet os. »

Mais quand faut-il intervenir, quand faut-il procéder à l'ablation dans une ostéo-périostite phlegmoneuse? Règle générale : il ne faut pas se hâter. « Autant il faut se presser d'intervenir quand l'articulation est envahie par la suppuration, autant il faut temporiser quand il s'agit d'une lésion exclusivement osseuse et surtout d'une lésion diaphysaire. Les accidents propres à la suppuration osseuse se calment le plus souvent peu à peu; les accidents dus à la suppuration de l'article exposent aux accidents pyoémiques les plus graves. — Aussi, tant que l'inflammation n'a pas dépassé les limites de l'os, quand la santé générale n'est pas altérée, et quand le malade ne souffre pas et ne réclame pas l'opération pour hâter la guérison, doit-on ne pas intervenir; on peut même attendre la nécrose et l'élimination spontanée du séquestre. »

« Mais si l'invasion aigüe des articulations astragalo-calcanéennes est pour moi l'indication de l'ablation du calcanéum, il n'en est pas de même de l'inflammation chronique de ces articulations. L'arthrite fongueuse s'accompagne de dégénérescence graisseuse et de carie plus ou moins profonde de l'astragale, et ce sont là de mauvaises conditions pour la réparation ultérieure. Ces os réclament la cautérisation intra-articulaire, et, si celle-ci est insuffisante, l'amputation du membre. Le calcanéum ne sera enlevé avec profit qu'autant qu'il sera le siége de la lésion initiale et prédominante. »

Quant à la carie, voici ce qu'il en dit. « L'autre lésion pour laquelle on devra mettre en question l'ablation de l'os, c'est l'ostéite raréfiante fongueuse, chronique, à marche progressive, la carie en un mot. Lorsque cette affection n'a pu être arrêtée par la cautérisation profonde de l'os et les divers modificateurs propres à changer la nature des processus qui s'opèrent dans le tissu osseux, on n'aura d'autre ressource que l'ablation de l'os. Trois fois sur cinq, j'ai enlevé le calcanéum pour une lésion de ce genre.

En résumé, c'est l'extension de l'ostéite à la totalité du calcanéum et son incurabilité par les moyens plus simples qui légitiment l'extirpation totale du calcanéum. (Ollier, loc. cit., p. 28 et suiv.)

Néoplasmes. — Les néoplasmes les plus fréquents du calcanéum sont les enchondrômes; les cancers y sont plus rares. Si l'enchondrôme est central, s'il n'est pas très-nettement limité, il faut faire l'extirpation totale du calcanéum, la résection partielle ne pouvant mettre à l'abri d'une récidive. Si la peau qui recouvre la tumeur calcanéenne était atrophiée, amincie en membrane parcheminée, il faudrait amputer et préférer l'amputation de la jambe à l'amputation tibio-tarsienne, en faisant deux lambeaux, l'un antérieur, l'autre postérieur (Linhart).

Les cancers seront très-difficilement reconnus tant qu'ils n'auront pas envahi la peau, parce que leur volume est alors très-petit en général. En atteignant de plus grandes proportions, ils envahiront la peau. Dans ce cas, qui est le plus ordinaire, la résection est contre-indiquée, parce qu'elle laisserait des téguments malades, manquant de vitalité pour la cicatrisation et incapables de supporter les suites de la guérison, en admettant que celle-ci ait lieu. Nous croyons donc que dès que le diagnostic cancer est posé et motivé, il faut amputer. C'est, en tout cas, plus prudent.

Age. Nous ne saurions mieux faire pour exposer les indications que fournit l'âge que de laisser la parole à M. Ollier. « L'extirpation du calcanéum, dit-il, donnera surtout de bons résultats chez l'enfant et l'adolescent, c'est-à-dire à l'âge où l'on peut espérer une régénération osseuse. Cette opération rentre dans la règle générale que j'ai développée dans mon mémoire du congrès de Lille sur les résections des os du pied (1). J'ai insisté sur la différence des résultats que donnaient ces opérations selon qu'on les pratiquait au-dessus ou au-dessous de cet âge. Cette question d'âge, si importante dans

(1) Des résections et ablations des os du pied et des autres opérations propres à prévenir les mutilations de cet organe. (Ollier, in Compte-rendu de la session de Lille, Assoc. franç. pour l'avancement des sciences.

toutes les résections, l'est ici plus que partout ailleurs. Les opérations conservatrices sont d'autant mieux indiquées que le sujet est plus jeune, et au-delà de vingt ans, plus le sujet avance dans la vie, plus l'amputation offre d'avantages. La structure du tissu osseux, son développement, la rapidité des processus plastiques chez les jeunes sujets rendront compte de cette différence selon les âges. Chez l'enfant, la plupart de ces lésions osseuses guérissent à la longue. Chez l'adulte, elles sont le plus souvent progressives et envahissantes, malgré les traitements les mieux dirigés. Plus le tissu osseux est jeune, plus il se rapproche des parties molles par sa structure et par ses réactions physiologiques; plus promptes et plus faciles aussi sont les modifications que la thérapeutique peut lui imprimer. A un autre point de vue, les conditions sont encore meilleures chez l'enfant : l'état de leur périoste, surtout lorsqu'il est un peu enflammé, permet d'exécuter beaucoup plus facilement et beaucoup plus sûrement, pour les gaînes contiguës, l'extirpation sous-périostée du calcanéum. » (Ollier, Extirp. s. p. du calc. p. 33.)

CHAPITRE VIII.

Conclusions.

1. L'expérimentation a démontré que le périoste est l'agent principal de la formation et de la reformation des os, en général ;

2. L'expérimentation a démontré le même fait pour les os courts, et notamment pour le calcanéum ;

3. Les faits cliniques démontrant la régénération du calcanéum, après son extirpation, suivant la méthode sous-périostée, sont nombreux ; nous en avons réuni 14, qui ont été des résections sous-périostées pratiquées intentionnellement, et 3 qui n'ont été des résections sous-périostées que de fait : en tout 19 cas de reproduction dus à l'emploi de cette méthode ; et cette méthode seule en a fourni des exemples.

4. La première ablation totale du calcanéum paraît avoir été pratiquée par Monteggia, en 1814 ; viennent ensuite les obs. de Robert, en 1837, de Roux, en 1838, de Robert encore, en 1844, de Rigaud, en 1844-45, etc. ;

5. La première extirpation sous-périostée du calcanéum a Mayer, de Würtzbourg, pour auteur, en 1845 ; Hilton vient ensuite, en 1855 ; puis A. Jonhson, en 1856, Langenbeck, en 1859, etc., etc.

6. Le nombre des opérations d'extirpation sous-périostée, que nous avons rassemblées, s'élève à 23, sur 79 faits ;

7. L'extirpation du calcanéum, envisagée en général, est une opération bonne, surtout dans les premères pé-

riodes de la vie, l'enfance et l'adolescence. Sa gravité qui est moindre que toutes les opérations qu'on pourrait lui substituer, augmente avec l'âge ;

8. Les extirpations faites d'après la méthode sous-périostée, ont seules donné des reproductions du calcanéum, et ont procuré les plus beaux résultats, au point de vue de la forme et du fonctionnement du pied. C'est donc d'après la méthode sous-périostée qu'on doit pratiquer l'extirpation du calcanéum. Les cas mortels sont plus nombreux dans l'emploi de cette méthode que dans celui de la méthode ancienne ; ils sont particulièrement nombreux au-dessus de 25 ans. Mais la mortalité est cependant moindre encore que pour les meilleures séries d'amputation de la jambe ou de désarticulation par le procédé de Syme. Il faut donc rejeter en général cette opération au-dessus de 25 ans, bien que, passé cet âge, elle ait donné et puisse donner de très-beaux résultats ;

9. Les indications de l'extirpation du calcanéum sont : les traumatismes, les néoplasmes, la carie, la nécrose. Il ne faut pas la pratiquer avant d'avoir constaté l'impuissance de moyens plus simples. La temporisation est souvent conseillée dans les cas d'ostéo-périostite phlegmoneuse ; l'envahissement des articulations calcanéo-astragaliennes indique le moment où il faut intervenir par la résection. La carie est plus souvent une indication de résection, parce qu'elle guérit, par sa marche spontanée, moins fréquemment, et que, plus souvent, elle est rebelle à l'action des moyens autres que l'ablation. Sa marche, naturellement progressive, envahissante, ne permet pas de temporiser aussi longtemps qu'avec la

nécrose. Il importe, dans ces cas, d'opérer, dès que les moyens ordinaires les plus actifs ont échoué, et d'opérer complètement pour préserver, d'une part, les os voisins, et d'autre part, pour conjurer les récidives.

« En résumé, c'est l'extension de l'ostéite à la totalité du calcanéum et son incurabilité, par les moyens plus simples qui légitime l'extirpation totale du calcanéum. » (Ollier, *l. cit.*) ;

10. Enfin, comme toutes les opérations conservatrices en général, l'ablation du calcanéum sera d'autant mieux indiquée, que le sujet sera plus jeune. Au-delà de 25 ans, plus le sujet avance dans la vie, plus l'amputation semble offrir d'avantages. On a cependant obtenu, à un âge déjà avancé, de très-beaux résultats, nous le répétons ; mais il faut alors compter avec les complications des opérations graves et même dangereuses.

Planche I.

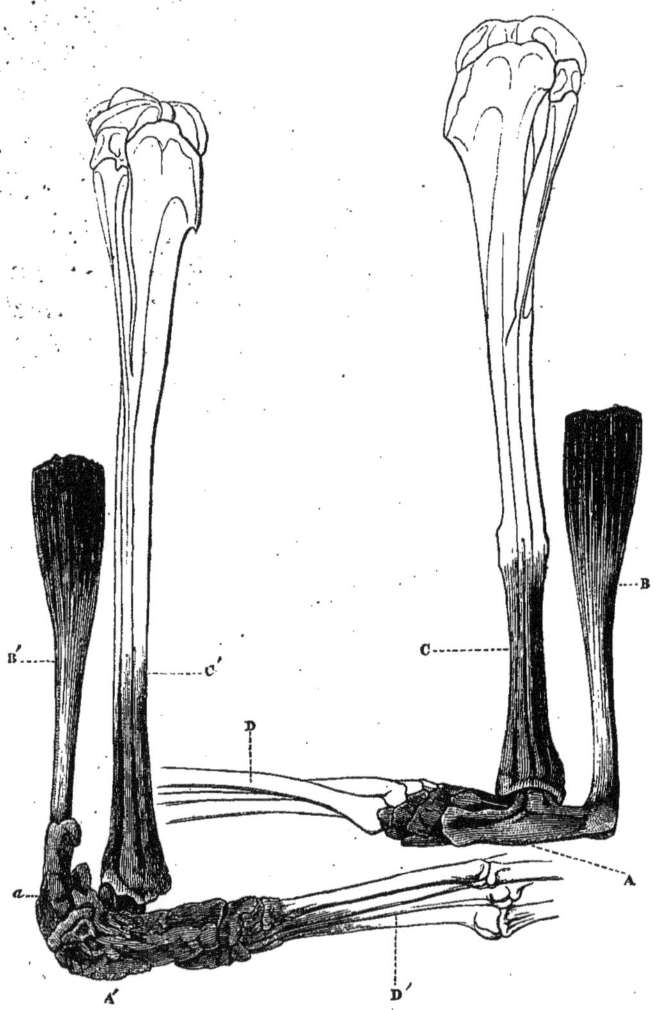

OLLIER. — Traité expérimental et clinique de la régénération des os, 1867.

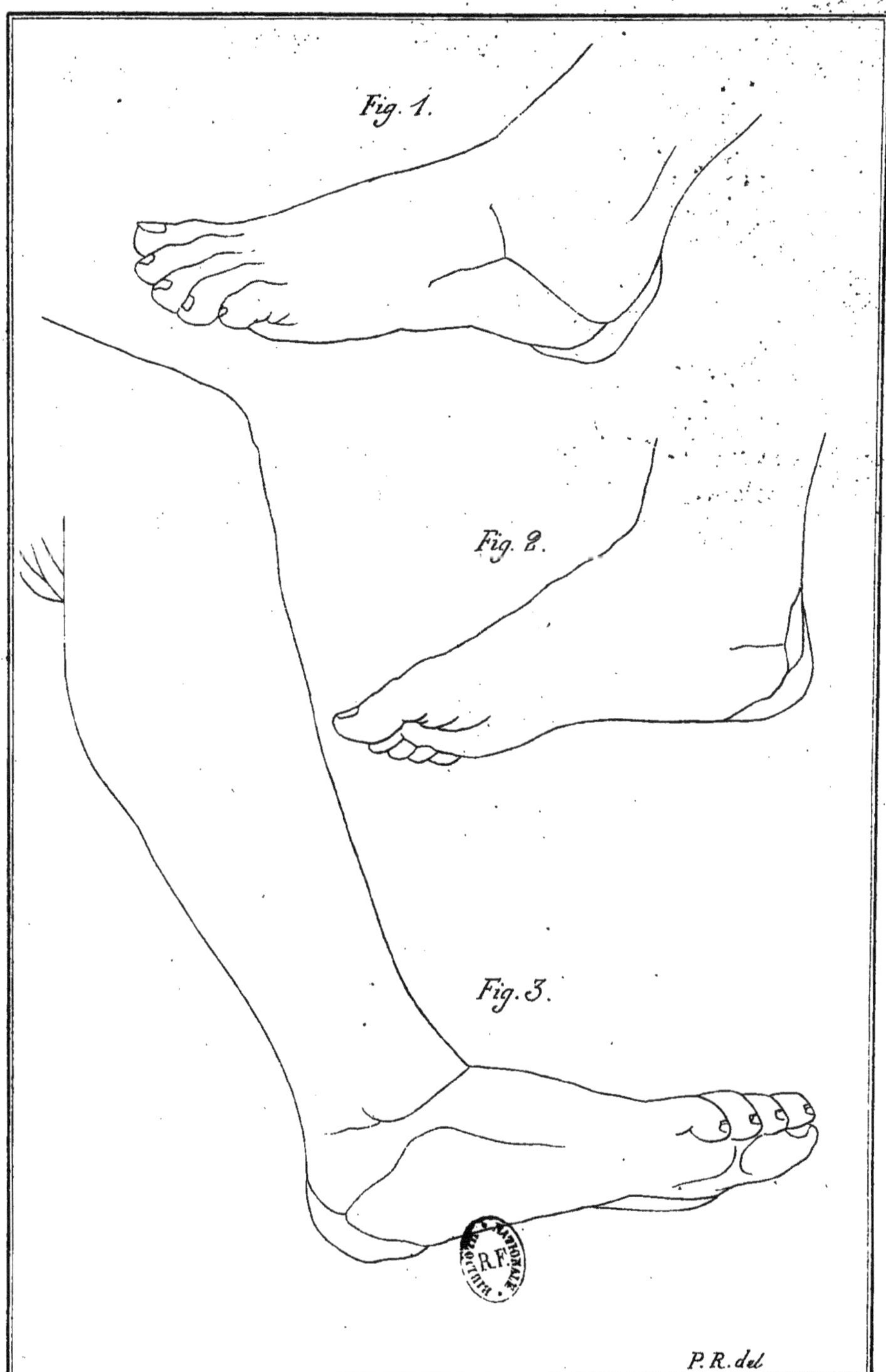

Robert - in Vierteljahrschrift. 1855.

Planche III.

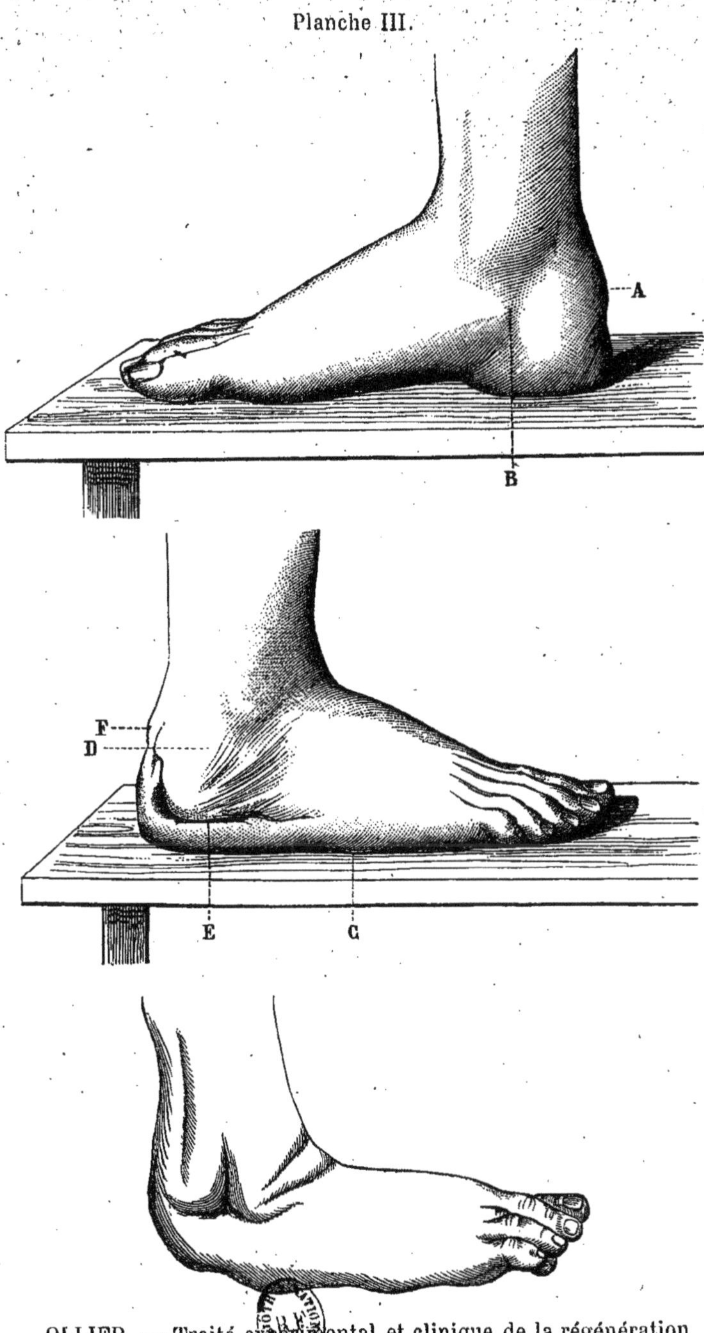

OLLIER. — Traité expérimental et clinique de la régénération des os, 1867.

INDEX DES FIGURES.

Planche I, fig. 1re. — Reproduction du calcanéum après la résection des deux tiers de cet os chez le lapin.

La reproduction est exubérante et l'os nouveau s'est hypertrophié sous l'influence des frottements et de l'exercice du membre.

La figure de droite représente le côté non opéré, la figure de gauche le côté opéré.

A. Calcanéum du côté opéré; B. Triceps sural; C. Tibia représentant un renflement dû à une dénudation antérieure; D. Os du métatarse.

A'. Calcanéum reproduit beaucoup plus volumineux que le calcanéum sain. Le tiers antérieur de cet os n'avait pas été enlevé. Il s'est hypertrophié comme le reste.

a. Portion osseuse nouvelle encore indépendante due en partie à l'ossification du tendon; B' Triceps sural; C' Tibia; D' Os du métatarse. (Emprunté au Traité de la Régénération, Ollier.)

Planche II. — Formes de deux pieds opérés par Robert, de Marbourg, de Coblentz, de Prague.

Fig. 1re. — Représente la face externe d'un pied opéré depuis deux ans, par Robert.

Fig. 2. — Représente la face interne de ce même pied.

Ces deux figures se rapportent à sa première observation, la quatrième de notre recueil général.

Fig. 3. — Relative à sa seconde opération (qui est la dix-septième de notre recueil), et destinée à montrer l'incision et la forme du pied. (Emprunté au Mémoire de Robert, *Vierteljahrschrift*, 1855.)

Planche III. — Fig. 1 et 2, forme du pied dont le calcanéum a été enlevé par la méthode sous-périostée. (Observ. de M. Ollier, nº 75.)

Fig. 1re. — Pied dessiné par son côté interne, laissant voir la saillie du talon et la hauteur de la voûte plantaire.

A. Saillie due à l'ossification exubérante au niveau de l'implantation du tendon d'Achille sur le calcanéum nouveau ; B. Malléole interne.

Fig. 2. — Même pied vu par son côté externe ; C. Saillie anormale de l'extrémité postérieure du cinquième métatarsien ; D. Malléole externe ; E. Incision par laquelle le calcanéum a été extrait ; F. Saillie due, comme dans la fig. 1, à l'ossification exubérante au niveau de l'implantation du endon d'Achille. (Emprunté au dernier mémoire de M. Ollier : *De Extirpation sous-périostée du Calcanéum*, 1876.)

Fig. 3. Forme d'un pied sur lequel Bonsfield Page a pratiqué l'ablaton du calcanéum par l'ancienne méthode. Au lieu d'un talon saillant, on voit ici un talon en retrait qui ne peut arriver à toucher le sol, quand le pied est posé à plat. C'est sur le cuboïde et l'extrémité postérieure du cinquième métatarsien que doit se faire le point d'appui. (Emprunté au Trai é de la Régénération des os, de M. Ollier.)

TABLE DES MATIÈRES

A. Parent, imprimeur de la Faculté de Médecine, rue Mr-le-Prince, 31

Paris. — A. PARENT, imp. de la Faculté de médecine, rue M.-le-Prince, 29-31

www.ingramcontent.com/pod-product-compliance
Ingram Content Group UK Ltd.
Pitfield, Milton Keynes, MK11 3LW, UK
UKHW021141260726
13994UKWH00001B/250